JN083325

目をよくしたいなら ずぼらがちょうどいい

眼科専門医
大原千佳

彩図社

目が疲れる、見えにくい、目が乾く、
目の奥が痛い……。

このような症状はありませんか？
そして、

肩こり、不眠、頭痛、イライラなどの
体の不調に悩んでいませんか？

そんなあなたは、まず
5秒だけ目を閉じてみてください!!

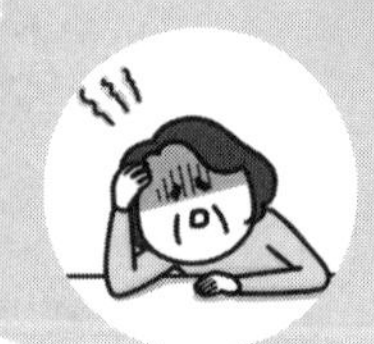

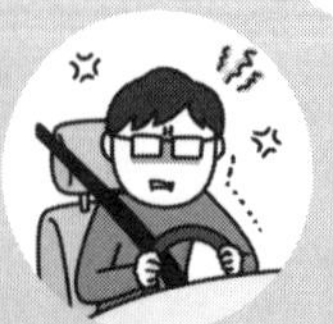

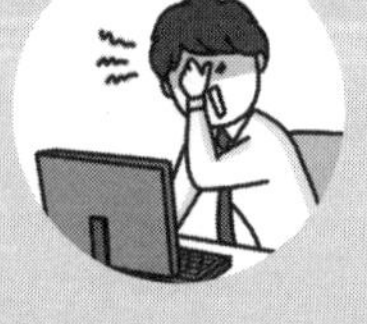

はじめに

私は福岡でクリニックを開業している眼科医ですが、**ここ数年、目の痛みや視力低下を訴える患者さんが急増していると実感しています。**

ある日、19歳の女性が視力低下と視界の狭さ、さらに頭痛を感じて私のクリニックを受診されました。

脳外科や内科では異常はなく、目の検査を希望して来院されましたので、視力や眼圧、視野などを検査しましたが異常はありませんでした。眼球にも問題はなく目の病気もありません。

何が原因なのかと考え、もしやと思い生活習慣を詳しく聞くと、**睡眠時間を削って目を長時間酷使していた**ことがわかったのです。

目や体の不調の原因がそこにあると思った私は点眼治療と同時に目を使う時間を制限して、早寝早起きをして睡眠時間を確保するなどの生活習慣も改善してもらいました。すると、次の来院の時には症状が消失して患者さんも笑顔になったという経験をしました。

それ以降、目の不調を訴えて来院される患者さんに体の症状をお聞きすると、目の症状だけでなく頭痛や倦怠感など様々な症状がある事に気づかされました。そして、**皆さんに共通していたのが、「目の長時間の酷使」でした。**

以後、目を休めることや生活習慣のちょっとした工夫を提案したことで、目の症状だけでなく体の不調が改善していく方々を目の当たりにしてからは、目を休ませる大切さを患者さんに伝えるようになりました。

しかし限られた診療時間の中では細かくお伝えすることが難しいため、全ての方に目を休ませることの大切さを伝える手段として本を執筆することにしたのです。

これを読まれているあなたも毎日毎日、スマホやパソコンなどで目を酷使していませんか？　**いたるところに視覚情報があふれている現代は、目にとって非常にきびしい環境であるといえます。**

さらに、2020年から流行した新型コロナウイルスの影響で在宅時間が長くなり、多くの人が長時間にわたって目を使うようになりました。大人だけでなく子どもも、パソコンでの授業やタブレットでの宿題の提出などで、大幅に目を使う時間が増えています。ですから以前よりも目の不調を感じている方が多いのではないかと心配しています。

さて、ここからが大切なところです。

目の不調を解消するために、目をぐるぐる動かすトレーニングをしてみたり、眼鏡をあえて使わずに裸眼で過ごしてみたり、あの手この手を試していませんか？　一生懸命手を尽くしてもなかなか症状が治まらないという方も多いと思います。

実は、それらは逆効果なのです。**目に良いと思って一生懸命していることが、逆に目に負荷をかけることになっています。**

目にとって一番いいのは、「何もしないこと」です。とにかく目を休めればそれだけで充分です。

この本では、「何もしないことがなぜいいのか」、そして目を使わざるを得ない現代人が「どうやって休めたらいいか」を眼科医の視点からお伝えしていきます。一見すると目にいいのかと疑問に思うものもあるかもしれませんが、はじめにお伝えしたとおり、「目の不調」と「体の不調」は深く関係しています。**体のためにしたことが回りまわって目の不調の改善につながる**のです。

ご自分に合った、できそうだと思えるものから少しずつでも試してみてくだ

さい。あなたの目の不調が改善して、日々の生活にさらなる活力が生まれること
とを願っています。

「ずぼらが一番！」
ということを
お伝えしていきますよ～

よっこらしょ

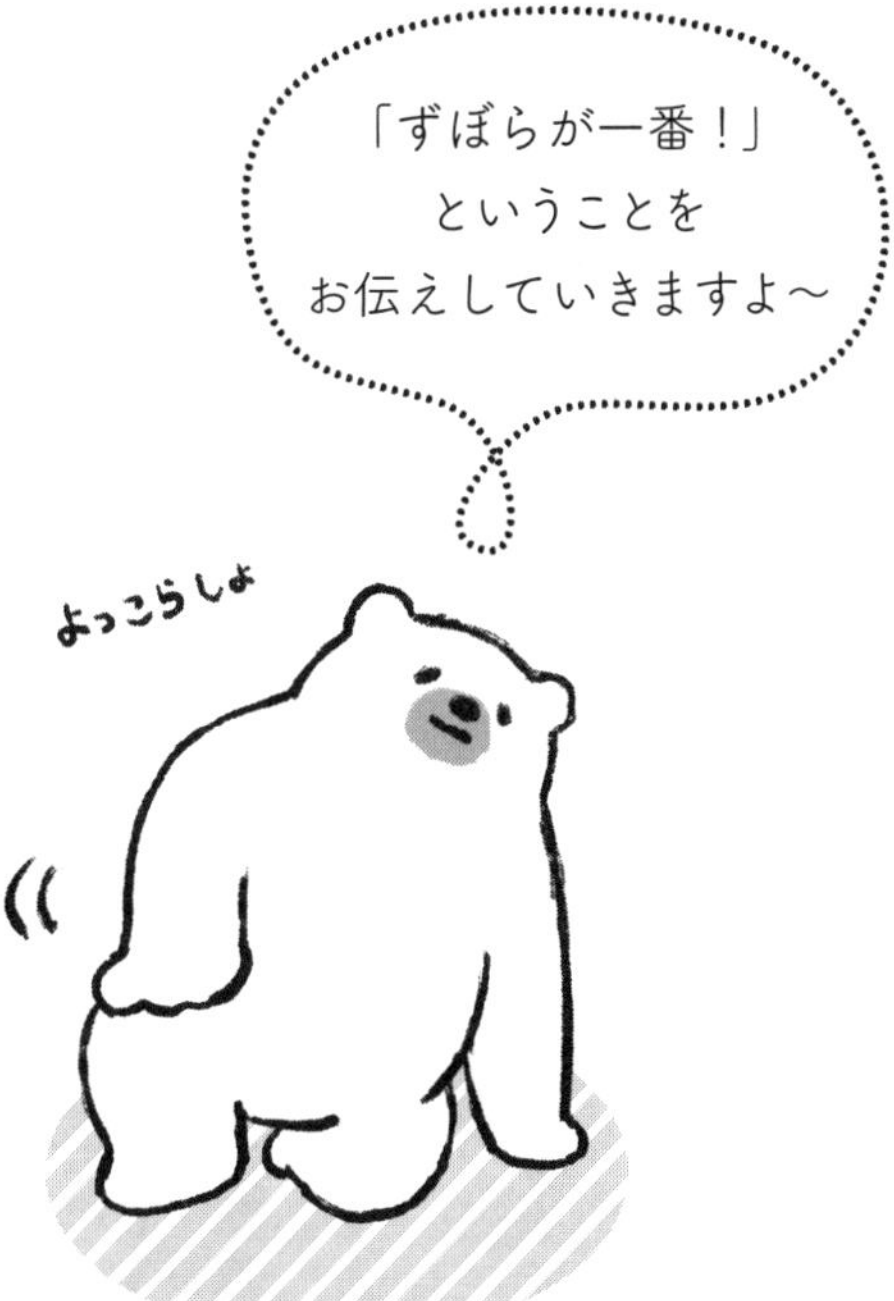

もくじ

第1章 ずぼらで効果的な目の休ませ方

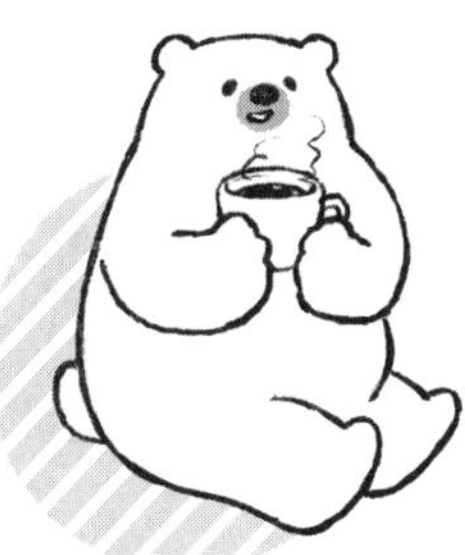

第2章 血流の改善が目をよくする

第3章

知っておきたい目にまつわるキホン

第4章 目と自律神経の大事な関係性

第5章 症状から見る目への適切なケア

第1章

ずぼらで効果的な目の休ませ方

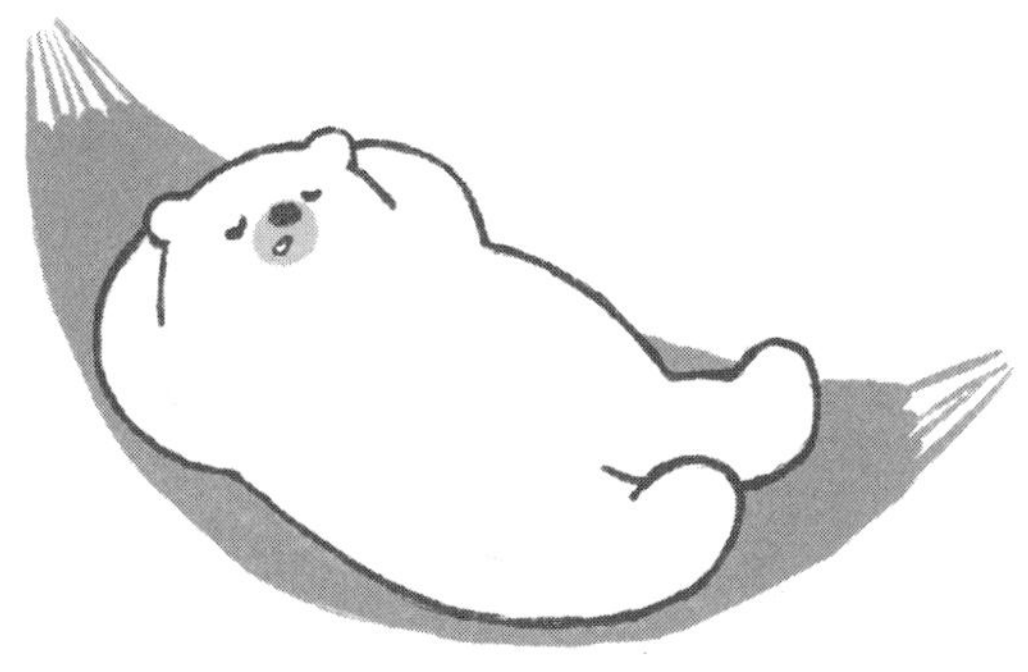

トレーニングで目は良くならない

最近は、目の疲れや視力の低下を気にする方が増えたせいか、目を良くするトレーニング本やグッズ、アプリなどがたくさんありますね。「視力を2・0にする！」「近視・遠視・乱視を治す！」「老眼にならない方法」などの希望に満ちた売り文句が書かれています。

残念ながら近視や遠視、乱視、老眼はいくらトレーニングをしても治すことはできません。

近視や乱視の原因のほとんどは、眼球の大きさや歪みなどの目の形の変化です（詳しくは第3章へ）。これらは目を動かしたりしても変えることはできないと、おわかりいただけるのではないかと思います。老化による老眼も同様です。

目の筋肉の緊張による近視化やかすみ目であれば目の緊張をほぐす行為で若干の改善はあるかもしれませんが、それも一時的なものです。

それと、一度考えていただきたいのですが、**普段から目を使う時間が多いのに、さらに目を使うことは本当に良いことなのでしょうか？**

ただでさえ、毎日長時間にわたって「見て」いることで目の様々な筋肉を使っているわけですから、さらにトレーニングによって目を使うのはいかがなものでしょうか。トレーニングをしすぎて目を使い過ぎることで、かえって眼精疲労になってしまうことも危惧されます。

ですから、**「なるべく目を使わない」「何もしない」という最もシンプルでずぼらな方法が、目にとって一番良い**のです。眼科医としてこれまで多くの方を診(み)てきた経験から、これは間違いないことだと断言できます。

目をきちんと休ませる「セルフケア」

「見る」という行為は起きている間中ずっと行われています。

しかし皆さんは、「見ている」ということも「目を休める」ということも、日々意識して行っていないのではないでしょうか。

休みなくずっと目を使っていれば、一日の終わりに目が疲れきってしまうのは当然です。目が疲れると、ピントが合いにくくなり、視力が低下してきます。眼痛や肩こり、頭痛も出て仕事効率も落ちてしまいます。

そして、スマホが手放せない時代になったことで、昔より目を酷使する時間が大幅に増えています。目を使っている時は、目のいろいろな筋肉がフル稼働しているので、目にとっては一日中マラソンをしているような状態です。**現代**

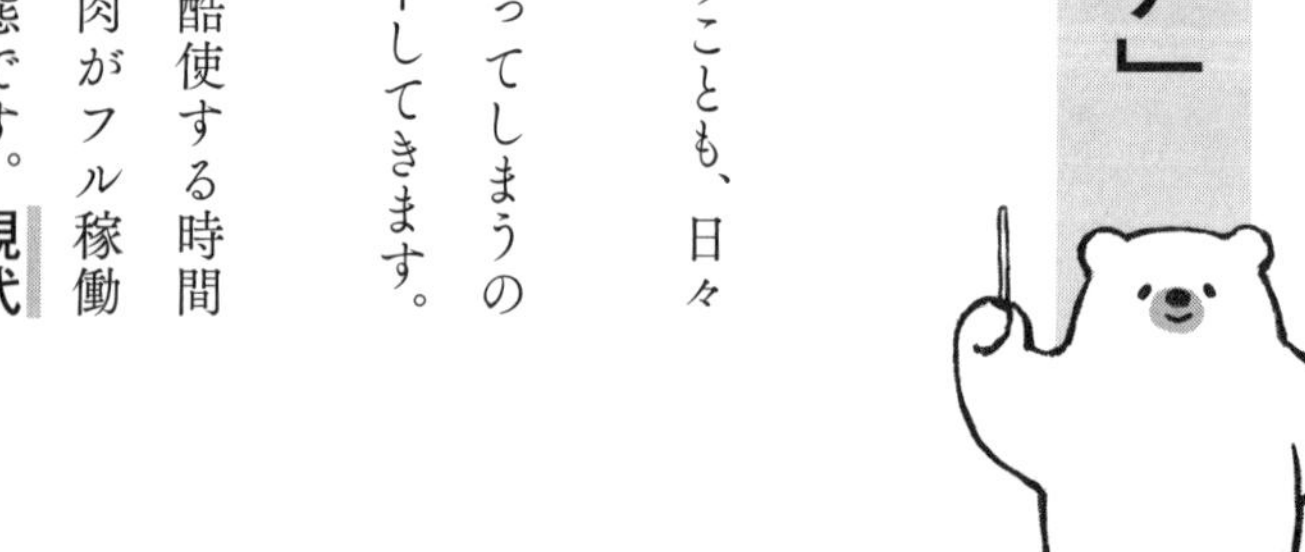

人は長時間目を使っても平気だと思い込み、目を休めるという行為が全くできていないのです。

こんな状態でいくら目が良くなると言われているトレーニングをしても、過剰労働をしている目にさらに働けと言っているようなもの。自分で自分の目を休ませる時間を確保することが大切です。とにかく目を休めましょう！

とはいえ、今まで目を休めることにあまり意識が向いていなかった人は、どうすればいいのか迷ってしまうでしょう。目を休める、ひいては「目の筋肉を休める」ために意識して行えることを「時間」「環境」「栄養」の観点からご紹介していきます。**簡単で、誰でもできる「正しい目の休ませ方」を生活の流れに即すように説明していきます。**

ずぼらに目を休めることで、目と体と心の3つが整って快適な日々を送ることにもつながりますよ。

朝の
休め方

朝はゆっくりと目を開ける

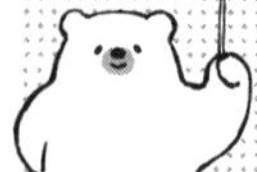

▶実は、寝ている間は
目が乾いています。

目覚める時に目が乾いて開きにくいと感じることはありませんか?

実は、**目は寝ている間に乾いてしまっている**のです。私達の目は瞬きをしたときに涙が眼球全体を覆うことで潤していますが、寝ている間はずっと目を閉じているため、瞬きをしていません。そのため、意外に思われるかもしれませんが、寝ている間に目が乾いてしまうのです。

ですから、朝、目覚める時はゆっくり目を開けてください。無理やり目を開けるだけで目に傷がついてしまう場合があります。少しずつ光を取り込むような意識で、ゆっくりと瞼(まぶた)を開きましょう。

寝起きの目の乾きがひどい方はドライアイである可能性が高いので、眼科を受診することをお勧めします。

朝の休め方

歯みがきの間は目を閉じる

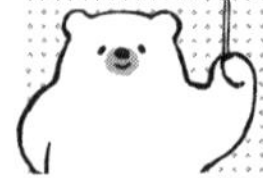

▶自由に動けない隙間時間がチャンス。

「そんな時に？」と思われるかもしれませんが、大切なことです。

起きている間はずっと目を使わざるを得ません。目の周りにはレンズ（水晶体）の厚みを変える筋肉や、眼球を動かすための筋肉があり、それらは起きて「見て」いる間はほとんど休められる時間はないといってもいいでしょう。

だからこそ、日中は目を使わない時間を少しでも作ることが大切です。そのためにまず**「5秒」**でも、隙間時間に目を閉じましょう。

とはいえ、朝は1分1秒すら惜しいほどに何かと忙しいですよね。朝の忙しい時間帯にうってつけのタイミングが、歯みがきの時間だと思います。**きちんと歯をみがくためには約10分かかるといいます**。その間、ただ鏡を見ながら磨いたり、テレビを観ながらみがいたりするのはもったいないと感じます。

目を閉じて目を休ませながら、歯みがきに集中してみると歯の健康にもよさそうですね。

朝の
休め方

お手洗いの時間に目を休ませる

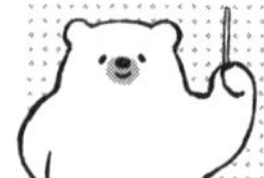

▶気分は「考える人」の
つもりで。

便座に座って、少しの時間でも目を閉じてみましょう。10秒か20秒か、あるいはもっと短いかもしれません。

時間にするとわずかですが、**日頃のなにげない時間を「目のお休み」に使うという意識が大切です。**

ちなみに、ご自身の腸の環境はいかがでしょうか？

腸が整うとアレルギーの予防になり、アレルギー性結膜炎や花粉症が出にくい体になります。また最近は、心の健康にも腸の環境が大切だということがわかってきています。目の疲れはイライラなど精神のバランスを崩すことにもつながりますので、心の健康状態も良好にしておきたいですよね。

朝食後に毎日便が出るのが理想です。トイレでの姿勢は、膝に腕を置き前かがみで踵（かかと）を浮かせるポーズを意識しましょう。ロダンの「考える人」の彫刻をイメージしてみてください。

昼の
休め方

知りたい情報以外はシャットアウト

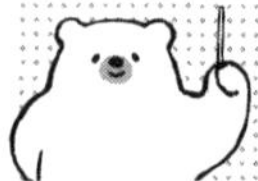

▶無意識に「見る」ことを
やめてみる。

最近は電車やタクシーなどの乗り物の中でも、広告動画を流すようになりました。街頭でもディスプレイで広告が流れることが増えましたね。

特に乗り物の場合、何もない車内で動くものがあると、目はついそれを追ってしまいます。いたるところに流れる広告動画によって、目は無意識のうちに疲れさせられています。

しかし、**自分が意識的に仕入れたい情報以外はなるべくシャットアウトするようにしましょう。このような過剰な情報は、目だけでなく脳も疲れさせます。**膨大な情報量によって、集中力の低下や精神の不調などを発症する「脳疲労」という病気が問題になっています。

つい広告を見てしまいがちですが、目を閉じて見ないようにしたり、遠くの景色をぼんやり見るようにしてください。自分でモニターの電源を切れるようなら、積極的に目に良い環境に整えてあげましょう。**自分で運転する必要がない移動時間は、思い切って目を休める時間ととらえてみてはいかがでしょうか。**

昼の休め方

歩きスマホは目にも悪い

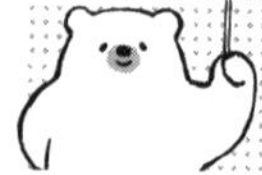

▶小さい画面、揺れる手元。
目は大変です。

移動時間はスマートフォンを見ているという方も多いでしょう。中には、電車やバスなどの乗り物に乗っているときだけでなく、ついつい「歩きスマホ」をしてしまう方もいるのではないでしょうか。

こうした、信号待ちや歩いている間にスマートフォンを見ることもやめましょう。人に迷惑がかかるというだけでなく、目にとってもよくないのです。

手元が動くと焦点を合わせるためにピントを調節するだけでなく、画面が動くのにあわせて、**眼球を上下左右に動かす必要があるため目への負荷が強くなります**。近距離で見ることも目にとってよくないですし、「ながらスマホ」は事故のもとになりますので大変危険です。周りを見ながら歩きましょう。**自然と遠くを見ることになるので、目を休ませることができます**。

ちょっとした時間でも、「目を休ませる！」という意識が大切ですよ。

昼の
休め方

心が安らぐもの
を見る

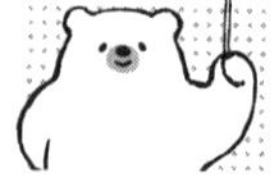

▶目も心も休まります。

家にいることが多い人も、時々は外に出てお散歩をしましょう。

そして、手元のスマートフォンを見るのではなく、**空を見上げたり、道端の花や木々を愛でましょう。**散歩中は、風のそよぎや花の匂い、鳥のさえずりなど、視覚だけでなく触覚、嗅覚、聴覚も刺激されます。

歩くという軽い運動も運動能力の維持・向上につながりますね。どんな場所でも、身近の自然を見つける楽しみがあります。季節を感じて自然と自分を一体化するイメージを持ちましょう。

外出できなくても、**「自分が素敵だな」と感じるものを見ることは、副交感神経が優位になるので目を休ませるだけでなく幸福な気持ちになれます。**景色、絵、動物や植物、アート作品、好きなアイドルや家族の写真もいいですね。スマホで見るときは時間に注意です。

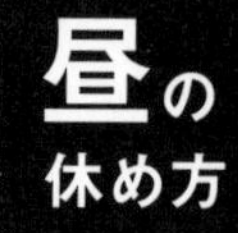

サングラスで紫外線から目を守る

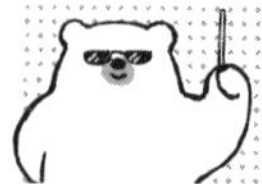

▶無防備な目は紫外線に
さらされ続けています。

昼間は、外に出ると眩しい日光が照りつけます。肌を焼きたくないと日焼け止めを塗る人は多いと思いますが、目は無防備になっていませんか？

実は**日中の紫外線対策は肌だけでなく、目も防御することが必要**なのです。

紫外線が目に当たると、黒目（角膜）の縁に白目の表面の細胞（結膜）がかぶさるように盛り上がってできる「翼状片（よくじょうへん）」という病気や、目の中のレンズが濁る「白内障」、物が歪んで見えて視力が低下してしまう「黄斑変性症（おうはんへんせいしょう）」という病気になる危険性が高まります。

眼球への直接的な被害のほかにも、**目に入ってくる光の刺激が脳に伝わることで、肌を黒くするメラニン色素細胞が活性化されてしまう可能性がある**ということが、2012年にマウスを使った研究で明らかにされました。[1]

紫外線が目に悪いと知っていても、実際に眼鏡やサングラスで防御している方はまだまだ少数派のようです。紫外線カットのサングラスや眼鏡、帽子や日傘は、目だけでなく肌も守ってくれて、夏は熱中症対策にもなりますよ。

昼の
休め方

休憩時間に
15分程度
目を閉じる

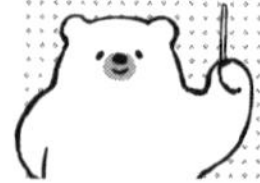

▶午前中に働いた目を
一度リフレッシュしよう。

日中は、ほとんどの人が仕事や家事などなんらかの作業に追われているでしょう。お昼休みの後は眠気に襲われることも少なくありません。

午後1時から4時の間は体内リズムで眠気を感じる時間帯ですので、**お昼休み中などに約15分の昼寝をお勧めします。**午前中に働かせた目が休まるだけでなく、体や脳も休まり午後の仕事効率も上がります。昼寝は体や心の負荷が少なくなるため寿命も延びると言われる良い習慣です。

最近では学校や会社で昼寝を推奨する動きも出てきていますが、とはいえ職場で昼寝はしにくいという方も多いでしょう。

横になる時間や場所がない、寝られないという場合でも、**椅子に座ってじっと目を閉じていることは目を休ませていることになります。**何も考えない時間を脳に与えるだけで、ストレス軽減や脳の休息になります。

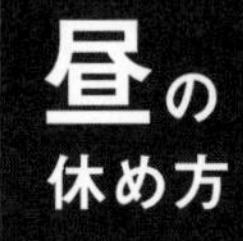

作業が一段落したら５秒目を閉じる

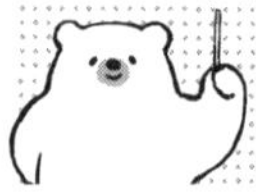

▶ふとした瞬間が
ベストなタイミング。

「日中15分も目を閉じていられない！」という忙しい方でしたら、**何かしらの作業が一段落したときに、5秒程度目を閉じる**という習慣をつけましょう。5秒なら、目を閉じていても怪しまれることはないはずです。

データのアップロード中や、資料作成を終えたとき、少し考え事をして手を動かさないときなど、自分なりの隙間時間に目を閉じてみてください。せわしなく仕事をしている人にとっては、その5秒ですら長く感じると思います。

そのとき、**ストレッチも同時に行うと、姿勢にもいいですね。**パソコンやスマートフォンなどを長時間使用していると、猫背のまま姿勢が固まり肩こりや首こりの原因になります。肩こりが原因でめまいが発症することも多くみられます。目を閉じ、深く息を吸ってその倍の時間をかけて息を吐いて、ゆっくりと関節を動かすようにします。呼吸を整えることは、酸素が体に行き渡るので疲労回復につながり、自律神経も整います。自分が覚えやすくてやりやすいストレッチを取り入れてみましょう。

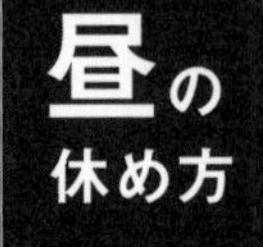

動画の広告はちょうどいい目休めタイム

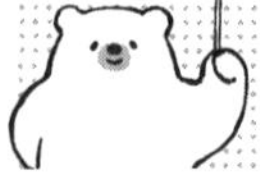

▶見たい映像でなければ
目を閉じましょう。

テレビであれば合間にＣＭがありますし、動画サイトでも途中に広告動画が入りますね。見たくて見ている広告は少ないのではないでしょうか。ですので、その時間を上手に目を休めることに使いましょう。**ＣＭ中は目を閉じて目を休ませたり、画面から目線を外すだけでも効果的です。**

テレビや動画を観るときは、１時間毎に約15分の休憩が好ましいです。ゲームをしていると時間を忘れがちなので、**タイマーをかけて経過時間がわかるようにしましょう。**目を休める時間にストレッチをするのもいいですね。

スマホやパソコンからはブルーライトという、太陽光にも含まれる紫外線に最も近いエネルギーの強い青い光が出ています。この光には覚醒作用があり、浴びると体内時計が狂って不眠症や体調不良につながります（詳しくはＰ１７１）。夜遅くまでのパソコン作業が多い方は、ブルーライトカットの眼鏡をかけましょう。

なお、ブルーライトは眼精疲労や目の病気の原因になることが心配されていましたが、最新の報告では問題ないという結果になりました。[2]

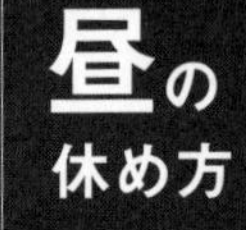

遠くをぼんやり見る

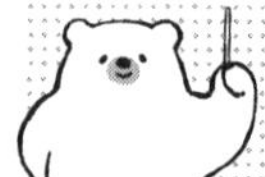

▶昔から言われる「遠くを見る」、
これは目に良いことです。

「見る」ことそのものが目への負担になりますが、唯一、私たちができる「見る」ことで目を休める方法は「遠くを見ること」です。

よく「遠くの緑の景色を見ることは目に良い」と言われますが、この行為は**近くを見ていない＝目に負荷がかからない状態**なので、正解です。遠くを見れば目の筋肉に余計な力が入らず、目が最もリラックスした状態になります。

アメリカ検眼協会では、**「20‐20‐20ルール」**という方法で、眼精疲労を防ぎましょうと提唱しています。**「20分ごと」に「20秒以上」「20フィート（約6メートル）」先を見る**のです。作業の合間や休憩時間などに、できるだけ遠くをぼんやり見るようにしてみましょう。

遠くを見るときに、美しい景色が目に入ると心を落ち着かせる効果も期待できます。目も心もリラックスできるので一石二鳥でとてもいいですね。

夜の休め方

コンタクトレンズはできるだけすぐに外す

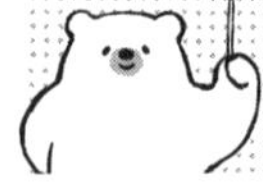

▶１日働いた目に
充分な酸素を与えましょう。

コンタクトレンズを使用している方は、帰宅後できるだけすぐに外すこと。黒目に直接のせているコンタクトレンズは、瞳の水分を蒸発させてしまいます。乾きがひどい場合は無理に外さず、コンタクトレンズ装用中に使用できる点眼液を点眼してからそっと外しましょう。

また、**コンタクトレンズを装用したままお風呂に入る方がいらっしゃいますが、これも良くありません。**入浴中のレンズの装用は、変形や感染症のリスクがありますので、入浴前には外しましょう。また、疲れているから、面倒だからといってコンタクトレンズを外さずに寝るのは絶対にやめてください。

夜は、目が最も疲れている時間帯です。1日働き通した目をきちんと夜に回復させてあげましょう。目を回復させる以外にも、脳を休めるために目を休めるべきという観点もあります。夜に無理をして目を酷使していると眼精疲労になることはもちろん、脳が刺激されることで**興奮状態が続き、眠りの質が低下したり、不眠の原因になります。**夜寝る前の目の使い方に注意してみましょう。

夜の休め方

「ながら風呂」をしない

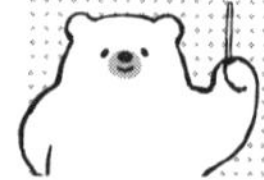

▶お風呂での過ごし方を考えてみて。

夜に目を休ませる時間としてお勧めしたいのが入浴中です。浴槽に浸かっている時に目を閉じたり、目の上にホットタオルをのせて温めてみてください。

絶対にやめていただきたいのは、入浴中にスマホやタブレット端末で動画を見ることです。せっかくのお風呂時間だから、好きな動画を観たいと考える方も多いでしょうが、入浴中は**副交感神経を働かせたリラックス状態であるべき**です。動画を観ることで刺激を受けるのは良くありませんし、近くを見ることで交感神経が昂（たか）ぶってしまいます（詳しくは第4章へ）。

どうしても「ながら風呂」をするなら、音声のみで楽しめるコンテンツを利用したり、ゆったりした音楽を流すなどの方法をとってくださいね。

また、体内の温度が下がることで眠気が起こるので、入浴は就寝の1時間前ぐらいが良いとされています。

夜の休め方

就寝1時間前の過ごし方を見直してみる

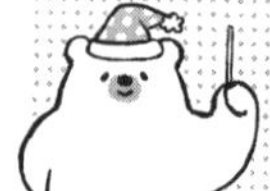

▶良い眠りは「寝る前」の行動にかかっています。

液晶画面から発信されるブルーライトは、脳を覚醒させてしまうと述べました。ですから寝る前にその光を浴びないほうがよいのですが、「寝る前」と言われたら「就寝1時間前」を基準に考えてください。

そこを過ぎたら、パソコンやスマホを使ったり、脳が覚醒するようなことは避けましょう。次の日に着る服を選んだり、持ち物の準備をしたり、リラックスする音楽をかけたりしましょう。自分が好きな音楽でも良いのですが、「528ヘルツ」という周波数のリラックスする音楽がお勧めです。ただし、くれぐれも音量には注意してくださいね。大きい音は、逆に興奮する原因になります。

また、**悲しくなるニュースや残虐な内容の動画やゲームは、目の疲れだけでなく精神にダメージを与えます。**人間は共感する生き物ですから「かわいそう、残酷だ、悲しい」という負の感情が現れてしまい、睡眠の質が低下したり、日中も不安感が出てしまうようになります。ですので、寝る前にそのような情報を得ることは避けましょう。

夜の休め方

７時間以上寝る

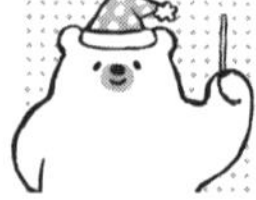

▶睡眠が何よりの休息です。

いくら日中に目を休めても、睡眠不足では目はもちろん、体や心の疲れはなかなか回復しません。**やはり何よりも睡眠は大切です。**睡眠時間は7時間以上を確保してください。7時間以上の睡眠によって免疫力が向上することは、様々な研究によって明らかにされています。

睡眠の質が良くない方は、寝具の見直しも検討しましょう。布団は重すぎないか？　マットレスや枕が快適か？　部屋の湿度や温度は悪くないか？　また、ダニアレルギーによる結膜炎や鼻炎の方も多いので、ダニ対策をしっかりと。自分に合う寝具は肩こり・首こりの改善にもつながります。

ただし、早く寝ればいいわけでもありません。**夜7時から10時の間は、最も覚醒している時間帯であり入眠に適さない「睡眠禁止ゾーン」といわれています。**次の日の朝が早いから早めに寝ようとしてもなかなか寝付けない経験をしたことのある人も多いでしょう。人間の体はいつもの時間より前に入眠しにくいようになっているのです。平日休日にかかわらず同じ時間帯に眠るようにしましょう。

夜の
休め方

全身を軽く
マッサージする

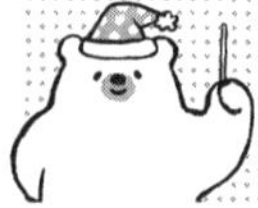

▶血流も良くなり、
目と眠りに効果◎。

就寝前は照明を暗くして、**時間をかけて全身をマッサージする**といったことも効果的ですね。

純粋にリラックスできるということもありますが、**全身の皮膚のマッサージは血流も良くなります**ので、1日中様々な筋肉を使って働いていた目にも栄養が行き届き、良いことなのです。

また、「幸せホルモン」と呼ばれるオキシトシンが、体表面へのやさしい刺激によって皮膚の細胞でも分泌されることが最近わかってきました。

寝る前の挨拶として家族やペットを抱きしめてみると、コミュニケーションがとれると同時に、その行為でも脳からオキシトシンが分泌されて健やかな気持ちになれます。マッサージとハグを毎晩の習慣にして、良い眠りを手に入れましょう。

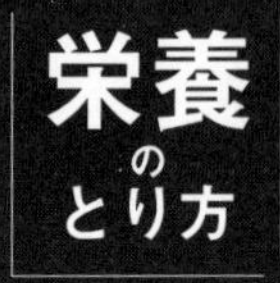

目にとって一番重要な「ビタミンA」

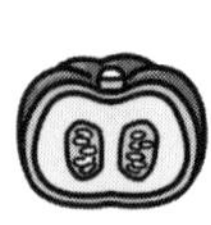
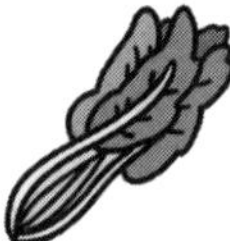
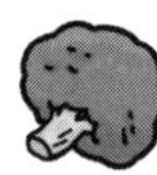
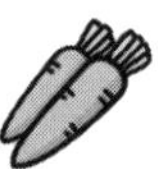

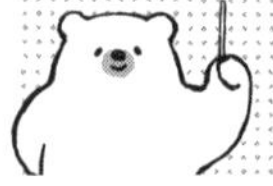

▶すべてのキホン。

ここからは、栄養の観点から目に良い方法をお伝えしていきます。

目にとって**一番重要**な栄養素はビタミンAです。

ビタミンAは全身の皮膚や粘膜を健康に保つ役割があり、**目では角膜や粘膜の機能を維持したり、視力や色を見分ける力にも関与しています。**

ビタミンAが不足すると目の乾燥や視力の低下、さらに暗くなると見えにくくなる夜盲症（やもうしょう）（鳥目）になる恐れがあります。全身への影響では、粘膜の働きが衰えて肌荒れや感染症になりやすくなり、がん細胞が増殖する可能性が出てきます。特に**アルコールを多量に飲むとビタミンAを消費するため、欠乏症になりやすくなります。**

ビタミンAが含まれている食べ物はアンコウ肝、ウナギ肝、鳥レバー、豚レバー、ニンジン、カボチャ、小松菜、ブロッコリーなどです。

なお、ビタミンAを過剰摂取することで健康上のリスクが懸念されている妊娠初期の方はご注意ください。

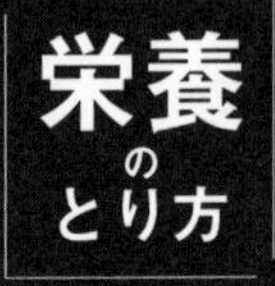

緑黄色野菜に含まれる「プロビタミンA」

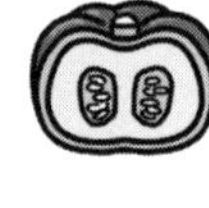
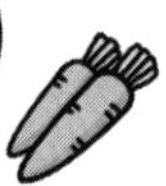

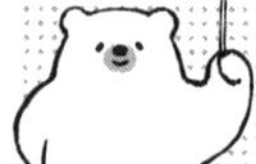

▶身近な食材にも目に良い栄養が含まれています。

また、**体内に取り込まれることでビタミンAとなる「プロビタミンA」**という物質があります。植物性食品に含まれるカロテノイドという色素の中に入っているので、みなさんにもなじみ深い**にんじんなどの緑黄色野菜を食べることで取り入れることができます。**

緑黄色野菜に含まれる赤や黄色の色素は目にとって非常に大切な役割を果たします。その中でも特に目にとって重要な色素は次のページで紹介する「ルテイン」です。

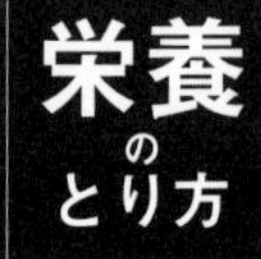

体の酸化を防ぐ「ルテイン」

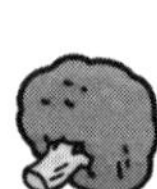
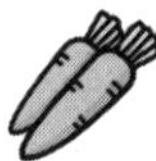

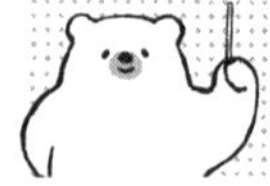

▶体の酸化＝老化。
細胞の炎症やがん化を抑えます。

ルテインは目の水晶体やその奥にある黄斑で目を守る働きをしていますが、**ルテインには抗酸化作用があり、**白内障や加齢黄斑変性症、緑内障といった**老化にともなって増加する目の病気を予防することが期待できます。**

私達が体内で酸素を使ってエネルギーを作るとき、「活性酸素」という成分も同時に作られます。これを除去する抗酸化酵素は年齢と共に生産されにくくなるため、40歳以降は活性酸素によるダメージを受けやすくなるのです。

目に必要なルテインの量は1日10㎎以上です。これを食事でとろうとするとほうれん草なら3束ですが、人参は21本、ブロッコリーなら58個も食べないといけません。現実的ではないため、**ルテインはサプリメントで補って摂取するのが良いでしょう。**その他、鮭に含まれるカロテノイドであるアスタキサンチンや、ビルベリー（ブルーベリーの一種）に含まれるポリフェノールに属するアントシアニンも抗酸化作用があり目の健康に役立つ可能性がありますが、学術的な裏付けがまだ少ない状況です。

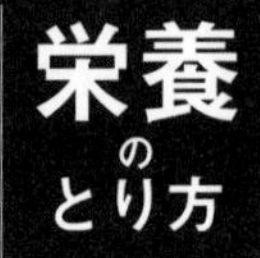

ビタミンB群で重要な栄養①「ビタミンB2」

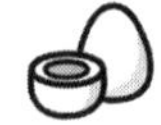

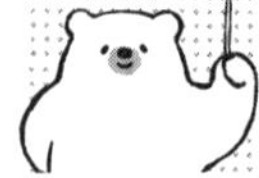

▶糖質や脂質の摂取量が多いとビタミンB群は不足しがちです。

ビタミンB群にはビタミンB1、B2、B6、B12、ナイアシン、パントテン酸、ビオチン、葉酸の8種類があります。これらはすべて体に必要なエネルギーを産生するときに必要な栄養素です。また**消化、吸収、代謝に関わる酵素を働かせる役割や、脳や神経の機能を維持する**大切な役割をしています。

ビタミンB群は体と心の健康を守る栄養素ですが、日本人の大半は不足しているのが現状です。不足する原因としては、「飲酒の増加」「糖質の過剰摂取によるビタミンB群の消費量の増加」「ストレスや老化によるビタミンB群の吸収の低下」「食品の中の含有量の低下」などが挙げられます。糖質や脂質の分解にビタミンBは必須なので、これらの摂取量が多いと消費するビタミンBも多くなるのです。

その中で特に目に重要なビタミンBは**B2**であり、**目の疲れや充血を予防してくれます**。眼科医が処方する眼精疲労の点眼液にもビタミンB2やB12が含まれています。

栄養のとり方

ビタミンＢ群で重要な栄養②「ビタミンＢ６」と「ビオチン」

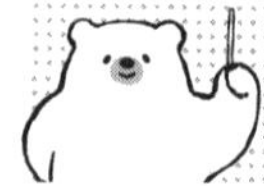

▶目の周りの皮膚のケアも怠らないために。

また、**ビタミンB6が不足するとアレルギーを発症しやすくなって目の周りの皮膚炎の原因**になり、**ビオチンが不足すると粘膜の機能が弱り結膜炎になりやすくなります**。

ビタミンB群はお互いに働きを助け合っています。ですから、どれか一つでも不足するとうまく働かず、複合的にとらないといけません。

ビタミンB群は豚ひれ肉、鯛、ウナギ、カツオ、豚レバー、卵、シイタケ、アボカド、納豆などに含まれます。ビタミンB群の消費は、ストレス、加齢、運動、夏バテ、感染症や悪性腫瘍、過食、妊娠中、授乳中、アルコールやカフェイン飲料をよく飲む場合などに多くなります。これらのうち、避けられるものは避けて、飲み会が続いてしまうなど消費が多くなる時は、ビタミンB群の積極的な摂取を心がけましょう。

栄養のとり方

白内障予防に「ビタミンC」

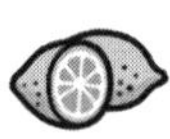
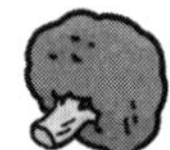

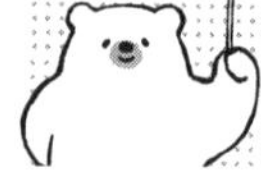

▶クリアなレンズを保つために。

ビタミンCはレンズである水晶体に多く含まれますので、**積極的に摂取することで白内障の予防が期待できます**。

そもそもビタミンCは、活性酸素を除去してがんの予防や感染症予防に効果があり、鉄の吸収を助ける役割があります。皮膚においてはコラーゲンを作って、メラニン色素の働きを停止させることでシミやシワを予防します。また、ストレスを感じた時にステロイドホルモンが作られ、その時にビタミンCは大量に消費されてしまいます。

このように多岐にわたり人間の体にとって大切な役割を担うビタミンCですが、残念ながら人間はイヌやネコ、ウサギなど他の動物のようにビタミンCを体内で作り出すことができません。ですから**毎日、積極的に摂取することが大切**です。

ビタミンCはみなさんにとって身近な栄養素なのでご存じの方も多いと思いますが、ミカン、レモン、ピーマン、ブロッコリーなどに多く含まれます。

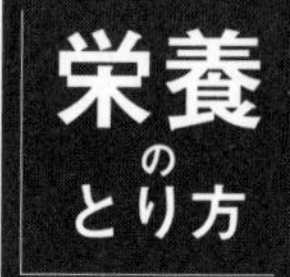

感染症を防ぐ「ビタミンD」

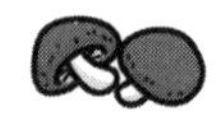

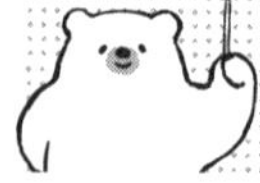

▶皮膚のバリア、腸の粘膜など免疫に関わる栄養素です。

ビタミンDは非常に重要な栄養素なのですが、ビタミンBやビタミンCに比べるとないがしろにされがちではないでしょうか。

骨を作ったり成長に必要なだけでなく、**免疫にも作用し、細菌やウイルスを殺したり、皮膚のバリア機能や腸の粘膜を丈夫にします**。目にとっては、**アレルギー性結膜炎や麦粒腫などの感染症の予防**に役立ちます。さらに血糖値の改善にも関与しています。特に花粉症がある方は花粉飛散時期により積極的にビタミンDをとるようにしましょう。

ビタミンDは食べ物から得るのはもちろん、皮膚に紫外線があたることによっても合成されます。近年は紫外線の害が恐れられ、外遊びも不足しているために体内のビタミンDの欠乏が懸念されています。

しかし**適度に日光を浴びることも人体には必要なのです**。紫外線の強い時間帯は避けて、外で日の光を浴びましょう。食べ物では、鮭、ウナギ、イワシ、シイタケなどに含まれています。

一日に必要な栄養素の量は？

人間にとって1日に必要な栄養素の量はどのくらいなのかご存じでしょうか。

欠乏状態にならない最低限ではなく、理想的な健康な状態になる量を食事で毎日とろうとすると、成人の場合は次の通りになります。

・ビタミンA……2万IU※／人参なら5本、ウナギなら4串。

・ビタミンB1……100mg／ウナギなら133串、豚ヒレ肉なら8kg。

・ビタミンC……2000mg／レモン40個、ピーマン67個。

1つの食材ばかりを食べるわけでないにしても、これを毎日食事で摂取するのは困難ですよね。

ですから、積極的にサプリメントを活用していただきたいと思います。日常

※ IU…国際単位（International Unit）の略で、脂溶性ビタミン（ビタミンA、D、E）などに使用される単位。

的にバランスよく栄養を補うことで、健康な体に近づくことができます。

1つ注意していただきたいのですが、**不要な添加物が多い質の悪いサプリメントは肝臓に負担がかかり、肝機能障害の原因になってしまう**ことが問題になっています。また、記載された量の栄養素が入っていない商品もあったり、サプリメント界隈は玉石混交の状態です。

サプリメントは質が大切ですので、私のクリニックでは医師でしか取り扱いができないクリニック専売のサプリメントをお勧めしています。

また、自分の体の中にどんな栄養素が足りていないのかを調べる方法があります。

「オーソモレキュラー療法」という言葉をご存じでしょうか。栄養療法とも呼ばれ、自分の足りない栄養素を補うことで心身の不調を改善していく方法です。

先ほどの栄養素の摂取量はオーソモレキュラー療法の考え方における理想の摂取量を示していますが、もちろん必要な栄養素の量には個人差があります。

　採血検査をするだけで自分に足りていない栄養素を知ることができますので、検査を受けてみたい方は、「オーソモレキュラー」と「自分の住んでいる地名」をインターネットで検索してみると、該当するクリニックが表示されるはずです。主に内科や皮膚科のクリニックで実施していることが多いです。

　残念ながらこの治療は保険診療ではないため、検査費用に約2万円、さらに足りない栄養素を補うサプリメントの費用がかかります。

　しかし、自分の現状を把握して、必要な栄養素をとることが、目や心、体の改善に役立つことは確かです。

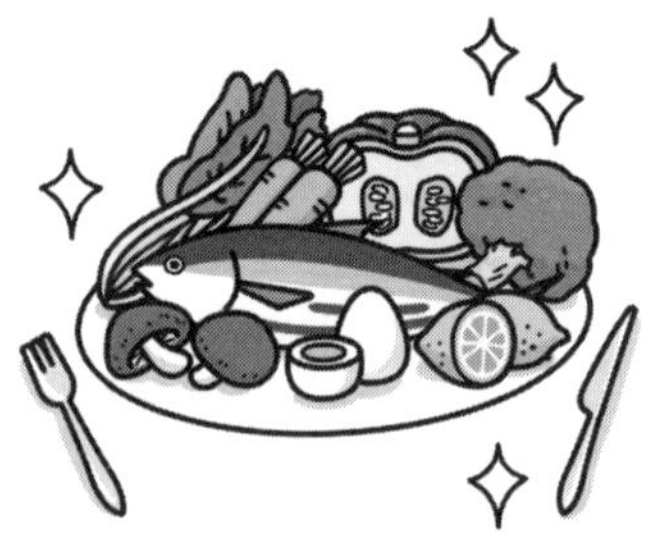

第2章

血流の改善が目をよくする

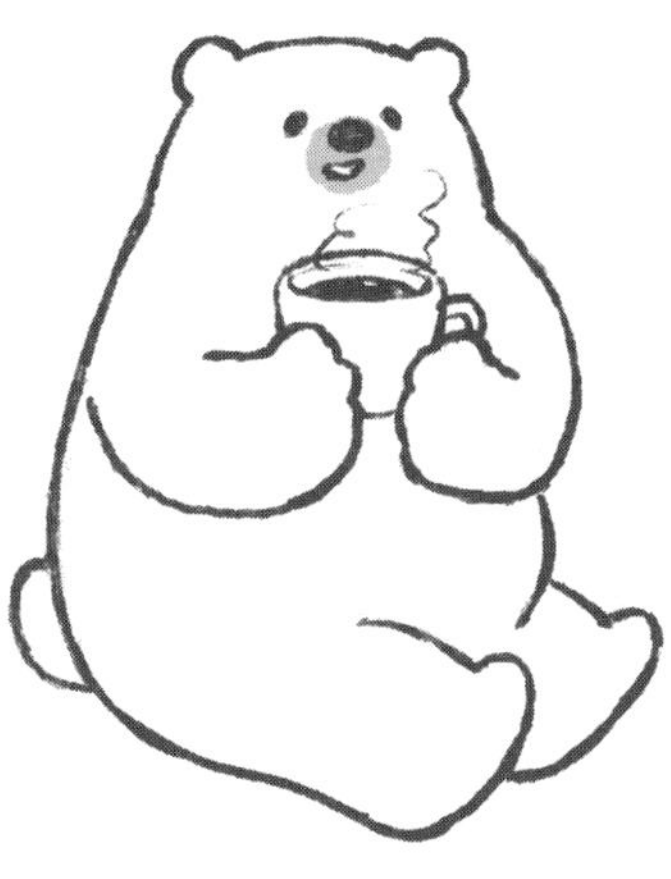

血流と目の大切な関係

なぜ、血流をよくすると目もよくなるのか。

それは、目の周辺にいくつもの筋肉があるからです。目の中には水晶体の厚みを調節する**毛様体筋**や、瞳を小さくする**瞳孔括約筋**と瞳を大きくする**瞳孔散大筋**、目の周りには眼球を動かす6つの筋肉＝**外眼筋**（**外直筋、内直筋、上直筋、下直筋、上斜筋、下斜筋**）があります。

これらの筋肉がしなやかに動くために大切なのは、**血液であり、その巡りである血流です**。

血液は酸素や栄養を供給しながら体内の老廃物を取り除く役割を果たしつつ、体温の維持や外敵からの防衛、血管の修復も行います。**筋肉が伸び縮みすると**

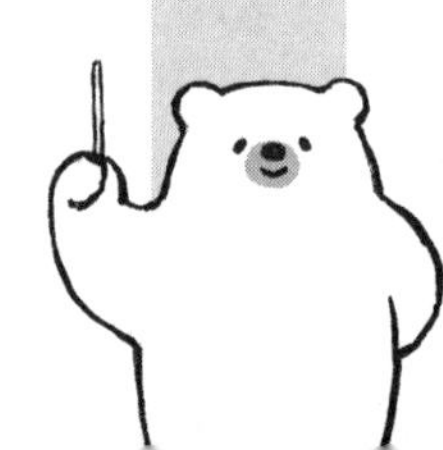

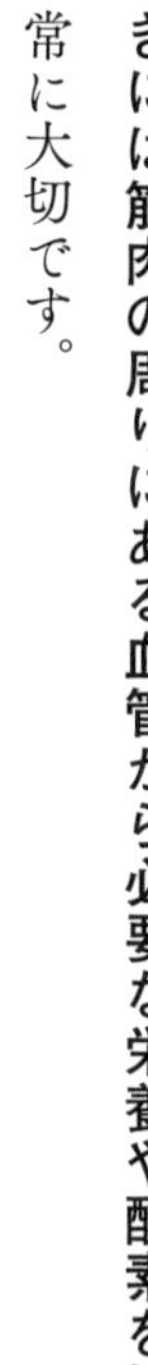

きには筋肉の周りにある血管から必要な栄養や酸素を補給するので、血流は非常に大切です。

つまり、これらの筋肉周辺の血流が良くなれば、それぞれの目の機能や動きが良くなるのです。

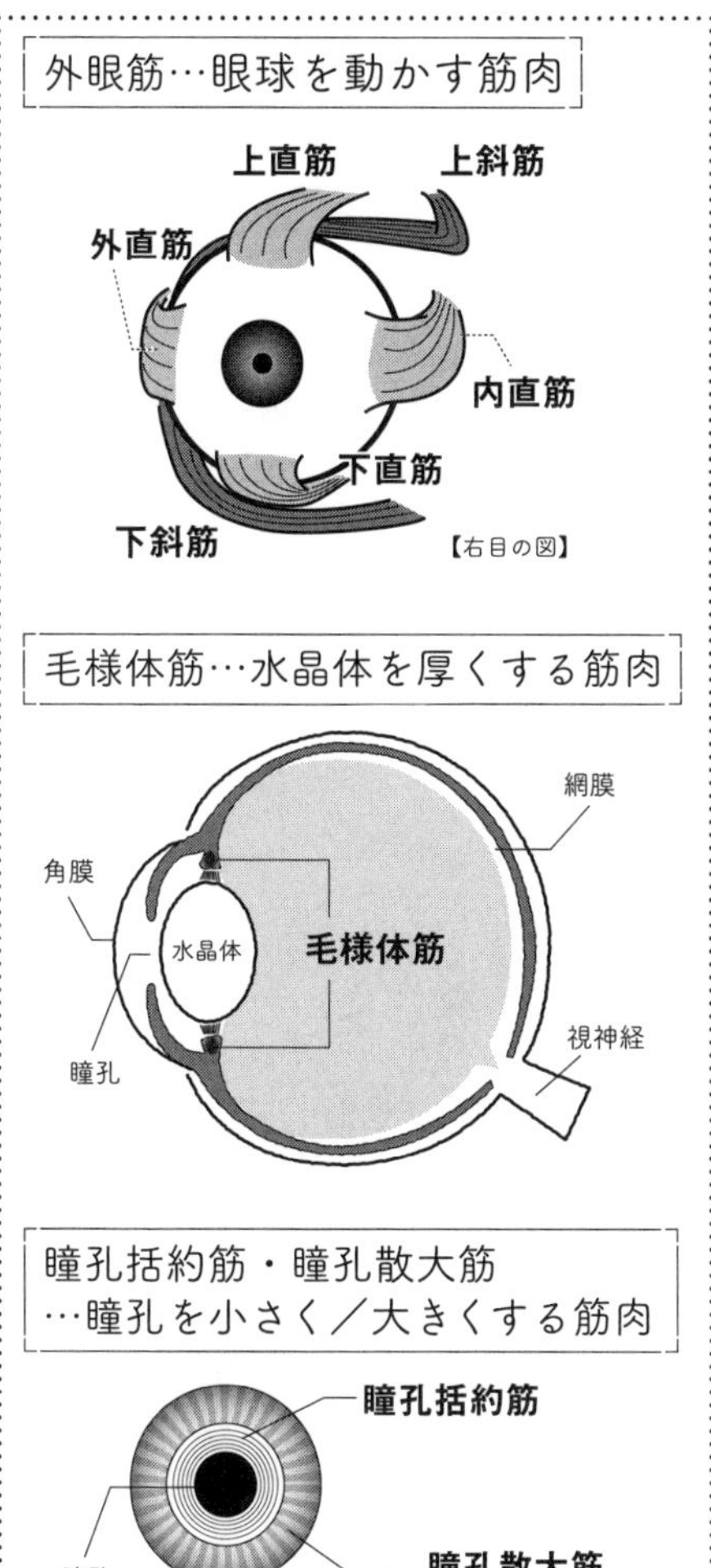

また、目の奥にある**網膜にも動脈や静脈などたくさんの血管が張り巡らされており**、そこにある細胞に酸素や栄養を与え、老廃物を除去する役割をしています。何らかの原因で血流が滞り、目の周囲にある動脈や静脈が詰まって破けると、網膜や視神経に出血を起こします。点状に出血する場合もあれば、一部が扇状に出血する場合、網膜全体が出血する場合など程度は様々です。**網膜の動脈が完全に詰まってしまうと網膜に栄養がいかなくなるため、数時間のうちに失明してしまいます**。また、出血の合併症で目の奥にむくみが生じると、治療しても視力が回復しない場合があります。

こうした症状は、高血圧がある高齢者の方に起きやすく若い方にはまれですが、血流が滞ることで目にも影響がでる可能性があるのです。

目に限らず、**血流が良いということは、体のすみずみまで酸素や熱、栄養がいきわたるということ**です。肩こりや冷えなども改善しますし、胃や腸といった内臓の機能も良くなります。血流が良いと、血管の収縮をつかさどる自律神経が整えられますので、体温も適切にコントロールされるようになります。

体温が35度以下に下がりすぎると免疫力も低下して、ウイルスやがん細胞も増殖しやすくなりますし、内臓の働きも悪くなって食欲低下や便秘、下痢の原因にもなります。

ただでさえ現代社会は、ストレスの影響で交感神経が常に高まりやすい状態になっています。**交感神経が働きすぎると、血管が収縮して血流が悪くなります。**

血流を良くするということは、自律神経を整え、免疫力を向上させることにつながるのです。

それでは、体の血流を良くするために、「道具」「食事」「漢方」「禁煙」の4つの観点から、**誰でも簡単にできる方法**を提案していきます。

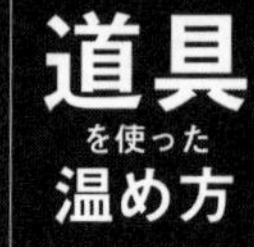

ホットタオルとホットアイマスク

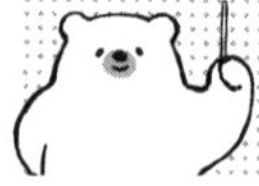

▶目を閉じるので、ドライアイや眼精疲労も防ぎます。

一番安価な方法は、ホットタオルです。**瞼にタオルをのせても熱すぎない温度で、3～10分ほど温められるとベストです。**

ハンドタオルを水で濡らして軽く絞り、電子レンジで20秒ほど温めると簡単に用意できます。適温にするための秒数は電子レンジの機種やタオルの大きさによって異なりますので、温度は10～20秒ずつ増やしながら調整してみてください。熱いタオルをとり出すときや目の上にのせるときは、熱すぎないかどうかを必ず確かめてくださいね。

残念な点は、5分もすればタオルが冷えてしまうことです。**できるだけ10分は温めたほうが、ドライアイや目の疲れ改善に効果的です。**

また、私は新幹線や飛行機の移動中には、**使い捨ての温めるアイマスク**を重宝しています。約40度の温度が20分程度持続しますし、袋を開けてすぐに使えるという手軽さがいいですね。仕事の休憩時間に目を閉じるとき、ホットアイマスクを使うと目を温めながら休められるので効果的です。

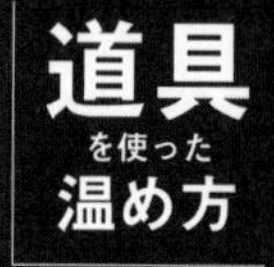

手で温める

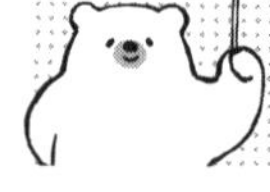

▶一番お手軽で、実は効果的。

目を温めるのに一番簡単でずぼらな方法は、自分の手を使うことです。効果は短時間になりますが、道具を使わずいつでもできてお金もかかりません。

まずは目を閉じて、**指先か手のひらを使って目全体をふわりと覆いましょう。**そこから、5秒以上は温めてください。同時に深呼吸をするとリラックス効果が高まります。吸う息の倍の時間をかけて長く吐くといいですね。

このとき決して、ぎゅうぎゅうと**強く目を押してはいけません。**強く目を押すと、網膜が破れて網膜剥離(はくり)になる危険性があります。繊細に、手の温かさを感じるくらいに優しく目に触れてくださいね。

指先がどうしても冷たい場合は手のひらを使ってみていただきたいのですが、**いつも手が冷たい場合はまず冷え性の改善や治療をしたほうがよいでしょう。**冷えの原因が貧血や甲状腺機能異常などの病気の場合がありますので、一度は内科で異常がないかを調べてもらいましょう。

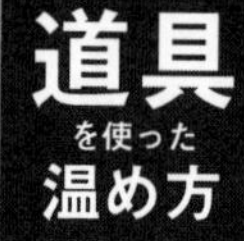

目の周りのタッピング

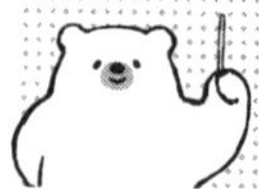

▶目の周りを優しく刺激すると疲れ目や血流が改善されます。

時間がある時は、**目の周りを軽くタッピングするのも効果的**です。目の周りにはツボがたくさんあって、その位置や名称を覚える必要はありませんが、ツボを刺激すると目の疲れや血流の改善になります。**眉毛や目の周りの骨に沿って、タッタッタッと指の腹でリズミカルに触ってみましょう。**

こちらも決して強くこすらないように。目の周りの皮膚は体の皮膚の中で一番薄く繊細なので、強くこすると色素沈着や皮膚の炎症の原因になります。すべての行為は極力優しくが基本です。

またパソコンやスマホを使用している時は指も酷使していますので、**手や指を優しくマッサージ**すると血流改善と手の疲れ対策にもなりますね。

その際は、合谷（ごうこく）と呼ばれる手のツボを押してみましょう。親指と人差し指のつけねにあるくぼみにあります。肩こりや首こり、目の疲れに効果的です。

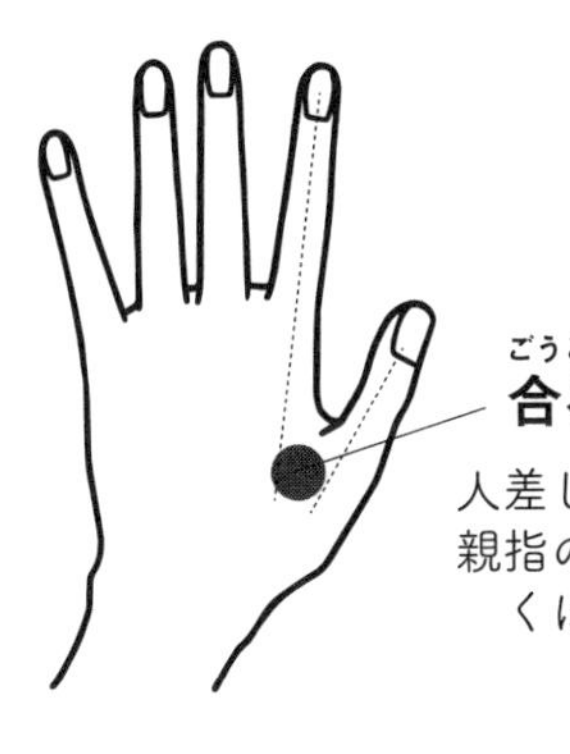

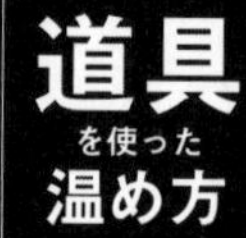

すきま時間でこまめに温める

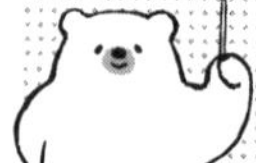

▶ただし、痒みがあるときは
温めないで。

1日の中で一番目が疲れている時間は夜ですが、時間帯にしばられずに**時間があるときは、できるだけこまめに目を温めることをお勧めします。**日中は目を使う時間が連続して1時間以上にならないように休憩を10~15分とりましょう。その休憩時間の全てで目を温められると非常に理想的です。

現実には難しいかもしれませんので、指を使った方法などで隙間時間に目を温めてみてください。アイメイクが崩れる心配があれば、目を閉じるだけでもやってみましょう。

良いことばかりのような「目を温める」行為ですが、注意点もあります。**目が痒い時や目の周りを打撲したときは、温めてはいけません。**症状が悪化してしまいますので、その場合には目を冷やしましょう。

また、目を温める市販品は、素材によってはかぶれる危険性もありますので注意してください。繰り返し使える充電式のものや電子レンジで温めるグッズなどたくさんありますので、どれが自分に合っているかを確認することも大切です。

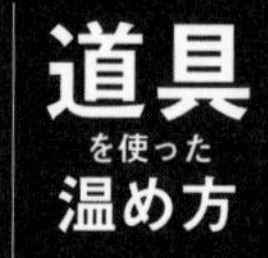

首を温める

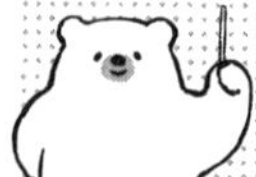

▶体全体を温めるために
大事な場所。

血液は全身を巡っています。目だけでなく体全体を温めることは目の血流改善にも効果的です。

一番簡単な方法は、**体が冷えない服装にする**ことです。

流行だから、おしゃれだからと我慢して薄着をしていませんか？　**冷えると血管が細くなり痛みを起こしやすくなる**ため、特に女性は生理痛がひどくなったり、片頭痛の原因になります。

特に重要なのは**首**です。首には**太い血管や神経がたくさんある**ため、体温を維持するのに重要な場所です。

夏は冷房で体が冷えすぎないように羽織れるものやショールを活用して、冬はタートルネックや襟が立った服など「温める」という視点で服を選んでみてください。もちろん、マフラーや帽子、手袋も使用してください。先ほどお勧めしたホットタオルを首にあてても効果的です。

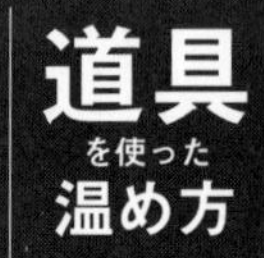

ドライヤーお灸で足を温める

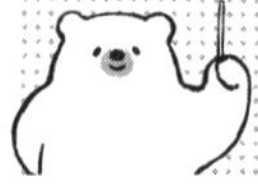

▶心臓から一番遠いので
特に意識しましょう。

また、**足**を温めることも意識しましょう。**足は心臓から一番遠いためにもともと血流が悪く、冷えやすい**のです。冷たい空気は下方にたまるので、足はより冷えやすい環境に置かれます。夏は素足の方も多いですが、室内ではなるべく靴下やストッキングを履いてください。

足が冷えている方にお勧めなのは、自宅でできる**「ドライヤーお灸」**です。足首にあるツボをドライヤーの温かい風で1分ほど温めるというものです。

足首には冷えを改善する**「三陰交（さんいんこう）」**というツボがあり、内くるぶしから指4本分ほど上部にあります。火傷をしないように適度に距離をとって、髪を乾かすついでに、左右交互に1分ずつ行ってみましょう。

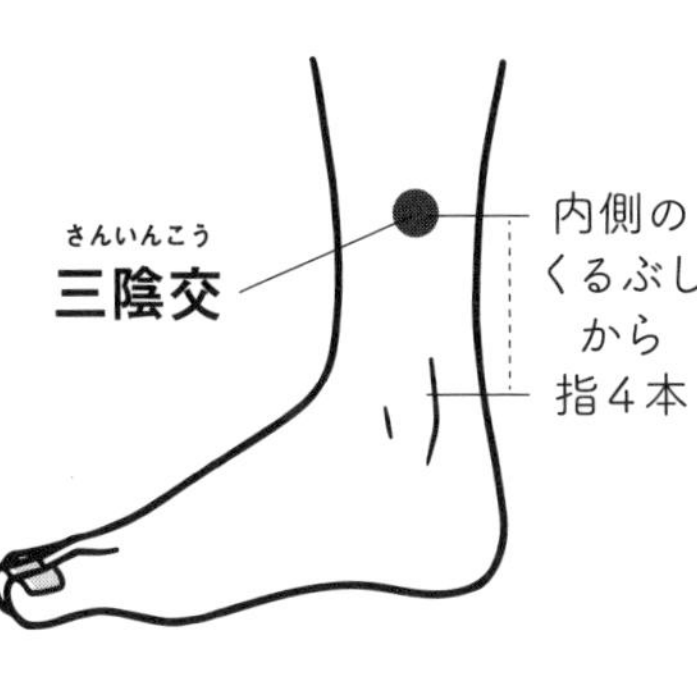

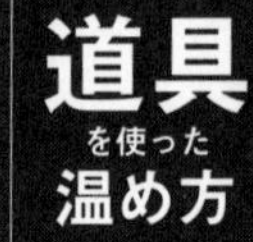

熱すぎず
長すぎない入浴

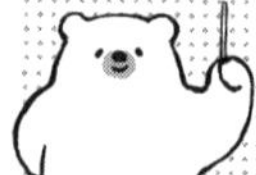

▶半身浴ではなく、
全身浴でしっかり温めて。

体全体を温めるなら、やはり入浴は大切ですね。面倒だからとシャワーで済ませずに、**約40度のお湯に10分程度、首までしっかり浸かりましょう。**お湯に浸かると、温まることに加えて水圧や浮力の影響で血流が良くなります。

血流が良くなり副交感神経が高まることでリラックス効果も期待できます。**入浴中に目を閉じて深呼吸をする**のも習慣化するといいですね。アロマオイルをお湯にたらすなど、自分にとってのリラックスタイムを作ってみてください。

注意点は、**「熱すぎない」「長すぎない」「ながら風呂をしない」**です。お湯の温度が高すぎると、心拍数の上昇や肌の乾燥の原因になり体への負担になります。入浴中の読書やスマホ、タブレットで動画などを観るのもやめましょう。せっかくリラックスしている状態を作っているのに、交感神経を昂らせる行為で台無しになってしまいます。

入浴時間は、体を温めると同時に目を休める時間だと思ってくださいね。ただし、うっかり寝てしまわないよう、それだけは気を付けてください。

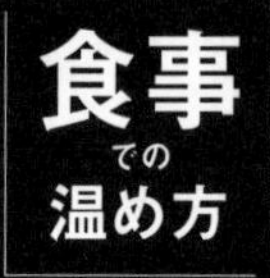

冷たい食べ物は控える

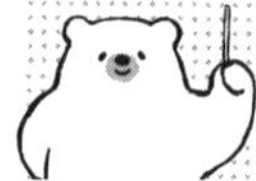

▶外からだけでなく、
内からも温めたいですね。

まず、食事は冷たい物ばかりにならないように工夫しましょう。特に夏は、食事から飲み物、デザートまで全てが冷たいものになっていませんか？

口から入るものが冷えているとダイレクトに内臓が冷えてしまい、体温が低下します。また**冷たいという刺激によって胃腸の血流を減らすことになり、体全体の血流が悪くなります**。すると胃もたれや下痢になったり、免疫力を担う腸の働きが衰えてアレルギーを発症したり、抵抗力が低下してしまいます。ですからなるべく冷たいものは避けて、常温か温かいものを口にすることが体にとっては最良なのです。

食事に温かいスープやみそ汁をつけるといった工夫や、**生姜（しょうが）、山椒（さんしょう）、シナモンなど体を温める作用があるスパイス**を調理に上手く取り入れてみましょう。

体を冷やしてしまう生野菜よりも過熱した野菜を食べるというのもいいですね。

飲み物も常温より冷たいものは控えるようにして、氷の量を減らす、時間をかけて飲むといった内臓への負担を減らす飲み方をしましょう。

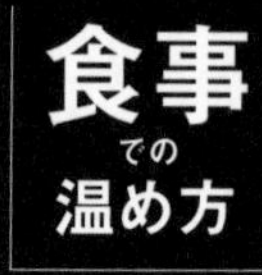

甘いものは控える

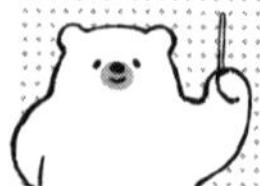

▶体のことだけを考えると
やはり控えたいところです。

砂糖を使った**甘い物や果物は体を冷やす**働きがあり、**過剰な糖分は体の老化も早めてしまいます。**糖分を摂取すると血糖値が急激に上昇するのですが、それが自律神経を乱してイライラや内臓への負担にもつながります。

また、栄養面から考えると、**糖分や脂質をエネルギーに変換する時にビタミン群が消費されてしまいます。**ビタミン群はP51でも紹介したとおり、目と体にとって大切な栄養素です。ビタミンEやビタミンCは赤血球を柔軟にして血流を良くしたり、ビタミンEには自律神経を整える働きもあります。

ビタミンEはアーモンドや落花生に豊富に含まれますので、**スイーツを食べる代わりに素焼きのナッツ類**にしてみてはいかがでしょうか。よく噛んで食べると、数粒でも満足感があります。ただし、ナッツは脂質も多いので食べ過ぎは禁物ですし、アレルギーがある方は食べないでください。

栄養面はサプリメントも上手に活用しましょう。内臓に負担がかからないよう、品質に信頼のおけるクリニック専売のサプリメントをお勧めします。

漢方での温め方

漢方で冷え体質を改善する

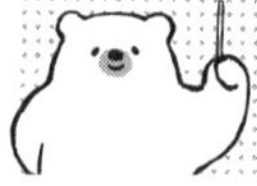

▶「冷え」以外の不調が
治ることも。

漢方薬は、自然にある植物や鉱物などを原料に、複数の生薬を組み合わせて作られています。この治療法は飛鳥時代前後に中国から日本にもたらされ、長い歳月を経て日本人の体質や風土に合うように改良されてきました。今では、148種類の医療用エキス製剤と187種類の生薬が保険診療で認められています。

西洋医学では頭痛には頭痛薬、便秘には下剤と症状に合わせて薬を処方するのですが、**漢方はその人の体質に基づいた診断をして、体全体を整えることで症状を治していく**という大きな違いがあります。

詳細は専門書に譲りますが、簡単に漢方のことを説明します。漢方治療では、「気」「血」「水」という3つがバランスを保って体を構成していると考え、それぞれを整える治療をしていきます。

「気」は気持ちややる気です。元気がある時は気が上がっていて、元気がない時は気が下がっていると考えます。無気力やだるさは「気虚」、頭重や息苦しさは「気滞（きたい）・気うつ」、のぼせや動悸は「気逆」といいます。
「血」は主に血液のことです。血の巡りがドロドロになっている状態を「瘀血（おけつ）」といい、肩こりや便秘、月経異常のような症状が現れます。また、血が不足している状態を「血虚（けっきょ）」といい、貧血や肌の乾燥などがあります。
「水」は血液以外の体液で、免疫や代謝に関係しています。体の水分のバランスが崩れることを「水毒・水滞」といいます。めまい、むくみ、下痢、頭痛などの症状がでます。

実は「冷え」という概念は西洋医学にはありません。冷えに対して処方できる薬が無いのです。そこを東洋医学では、一人一人の体の状態を総合的に考えて、何に起因する冷えなのかをふまえて生薬を組み合わせます。**同じ「冷え」という症状を訴えていても処方される薬が個人によって変わります。**

効果は急性の病気では数時間から数日で効果が表れます。慢性の症状の場合は2～3か月で効果を実感することが多いです。

漢方で体を整えると、冷えだけではなく、その他の体の不調やイライラや不安などの精神面も治るのが魅力です。体全体を見て治療する漢方ならではの効果です。

しかし**漢方薬も薬ですから、副作用に注意しなければいけません。**漢方外来がある病院や漢方を治療に取り入れている医師のもとで処方してもらいましょう。

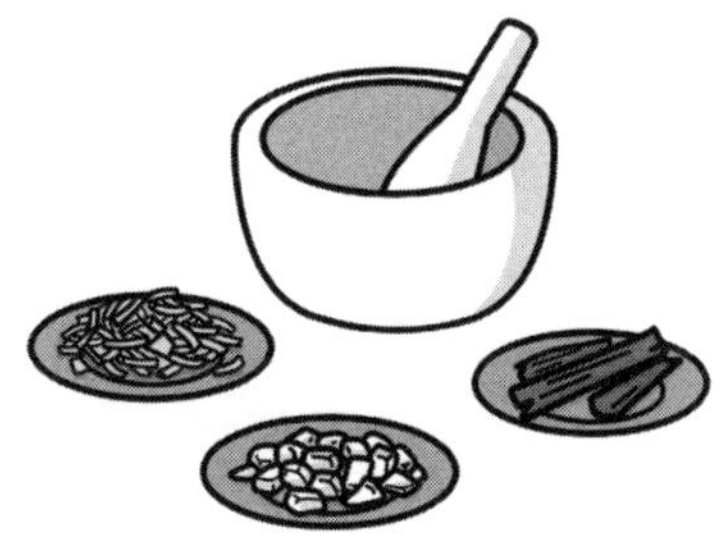

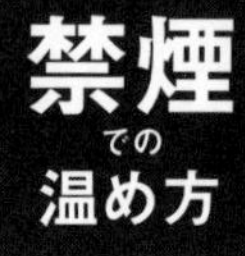

禁煙して血管を守る

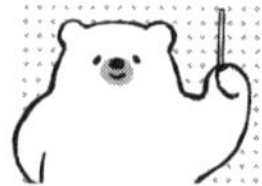

▶ニコチンは
体をボロボロにします。

厚生労働省による調査では、2020年の日本人の喫煙者率は約17％で、男女別でみると男性が約27％、女性が約8％です。[3]

煙草の煙の中に含まれる有名な成分にニコチンがありますね。**ニコチンは血管を細くするため、全身の血流が悪くなります。**全身の血管に影響し、動脈硬化になり心筋梗塞や脳梗塞のリスクを高めます。同時に肺の機能を低下させて、呼吸が苦しくなります。また、喫煙によって体内に活性酸素が大量に作られてがんになりやすい体になり、**目の病気では緑内障や黄斑変性症、白内障の原因になります。**老化も早くなり、肌にもダメージが現れてかなり老けて見られます。

このように体中にあらゆる害を与えてしまうのが喫煙ですが、体に悪いと思っていても煙草をなかなかやめられないことは有名ですね。喫煙をすると一時的にドーパミンというホルモンが出て脳が快感を覚えますが、すぐに効果が切れるためにイライラしてまた吸ってしまうという悪循環が続きます。

ニコチンは**禁止薬物であるコカインやヘロインと同じくらいの依存性**があり、

なかなか自分の意志だけではやめられない「ニコチン依存症」という病気になってしまうことも問題です。禁煙したくても自分で禁煙ができないと感じたら、禁煙治療をしている医師に相談してみましょう。

私のクリニックは眼科ですが、煙草は目の病気に関係しているため、禁煙治療のための内服薬を処方しています。**条件を満たした方は1年に一度だけ保険診療で薬の処方が可能です**。約3か月の治療期間で、治療回数は全部で5回です。

禁煙をして、気道粘膜を健康に保ち、肺機能を健全化することは、感染症の重症化を防ぐ点でもとても重要なことです。

自分の健康や命を守るためにも、ぜひ禁煙しましょう。

第3章

知っておきたい目にまつわるキホン

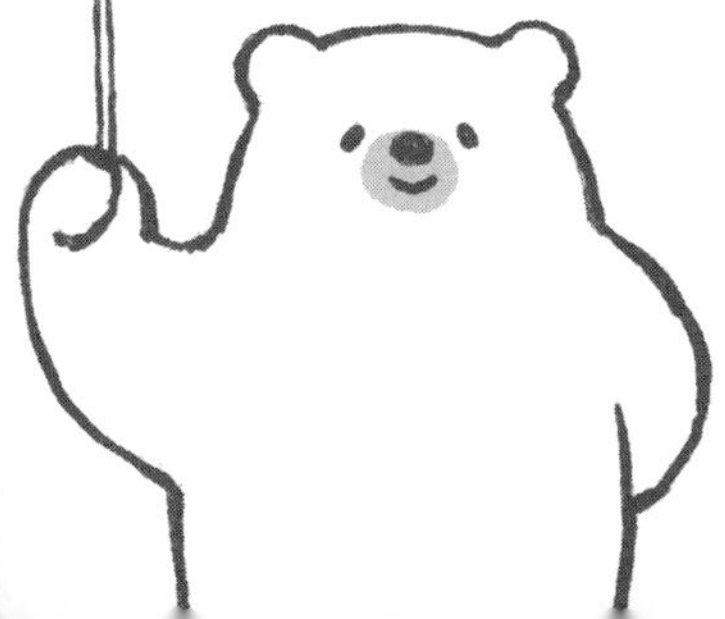

どうやって見ているの？　目の構造

「目はずぼらに休ませるくらいがちょうどいい」

本書ではこれを合言葉にしていますが、目の構造や「見る」仕組みを知ることでその意味をよく理解していただけるのではないかと思います。

私達はどうやってモノを「見て」いるのでしょうか？

「見る」というのは、目に入った映像が電気信号となって脳に伝わり、認識することです。

目から入った映像は角膜→水晶体→網膜の順に進みます。

角膜は、一般に黒目と呼ばれる透明な組織です。コンタクトレンズをのせてい

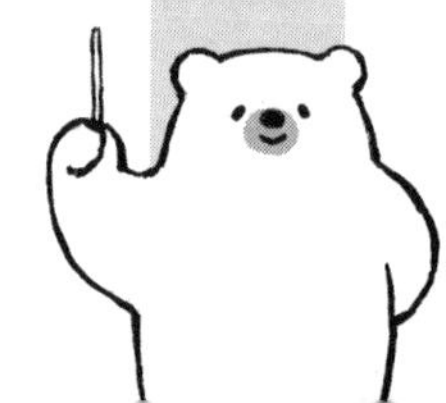

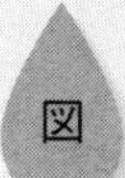

目の構造はこうなっている

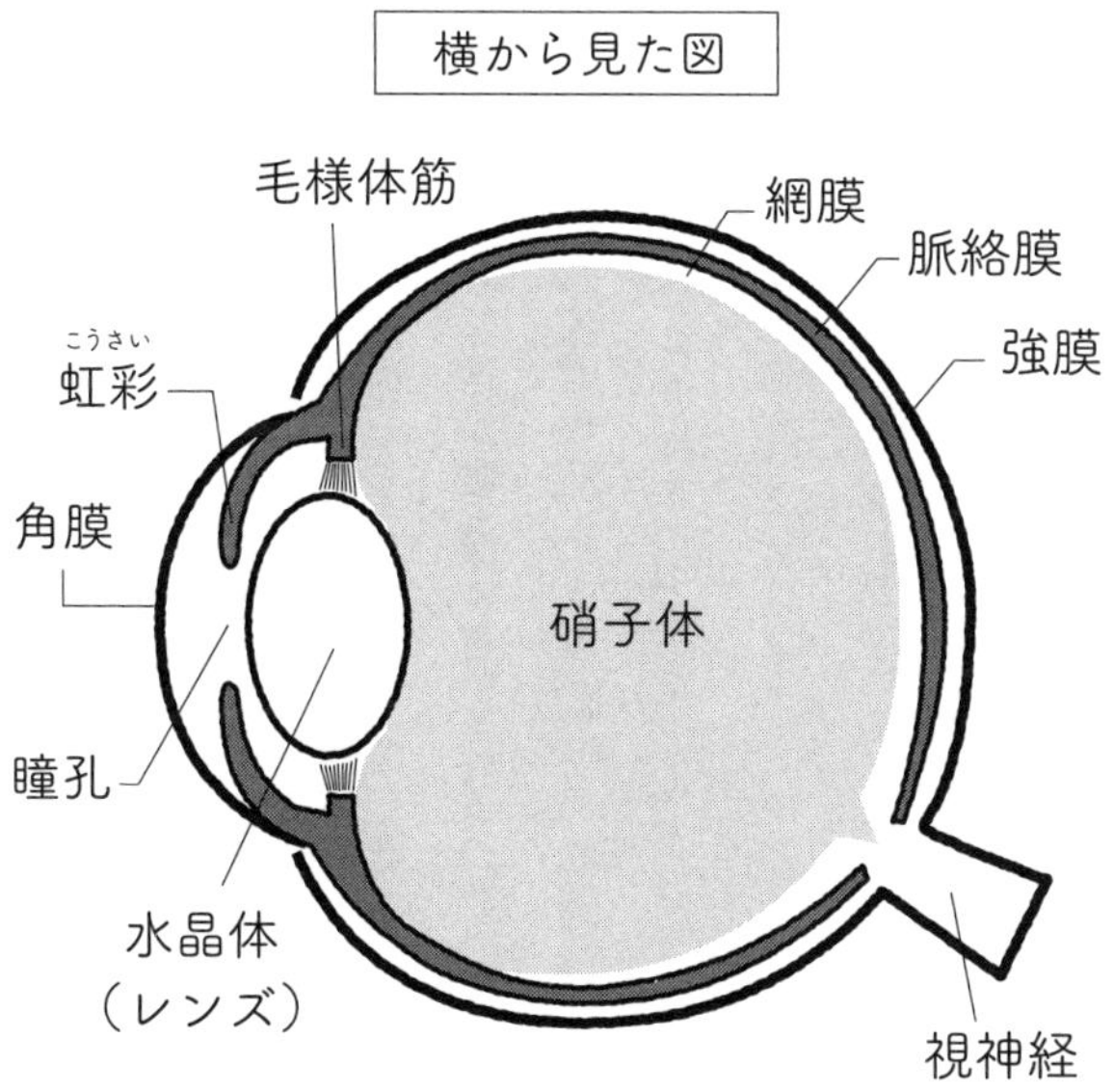

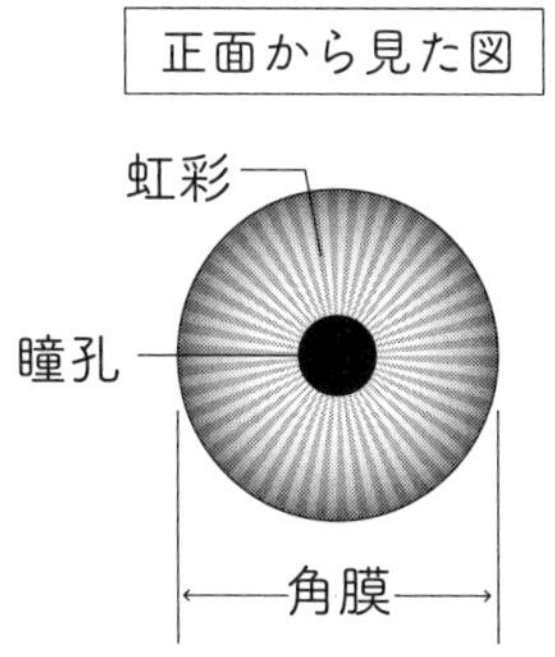

横から見た図

正面から見た図

る場所ですね。その奥に、レンズの役割をしている水晶体があります。カメラのレンズをイメージするとわかりやすいかと思いますが、このレンズは柔らかく、伸び縮みして厚みを変えることで、ピント調節の役割をしています。

眼球の奥にはカメラのフィルムにたとえられる網膜があり、水晶体が厚みを変えて見たいものにピントを合わせ、網膜に像を映します。

そして、網膜に像が映ると電気信号に変換されます。その信号が脳とつながっている視神経に流れて脳へと伝わり、私達は「見る」ことを認識しています。

普段は意識しませんが、「見る」ことにおいてこれだけの器官が複雑に連動しながら働いているのです。

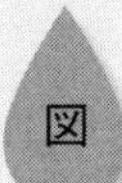

モノの見え方と水晶体の厚み

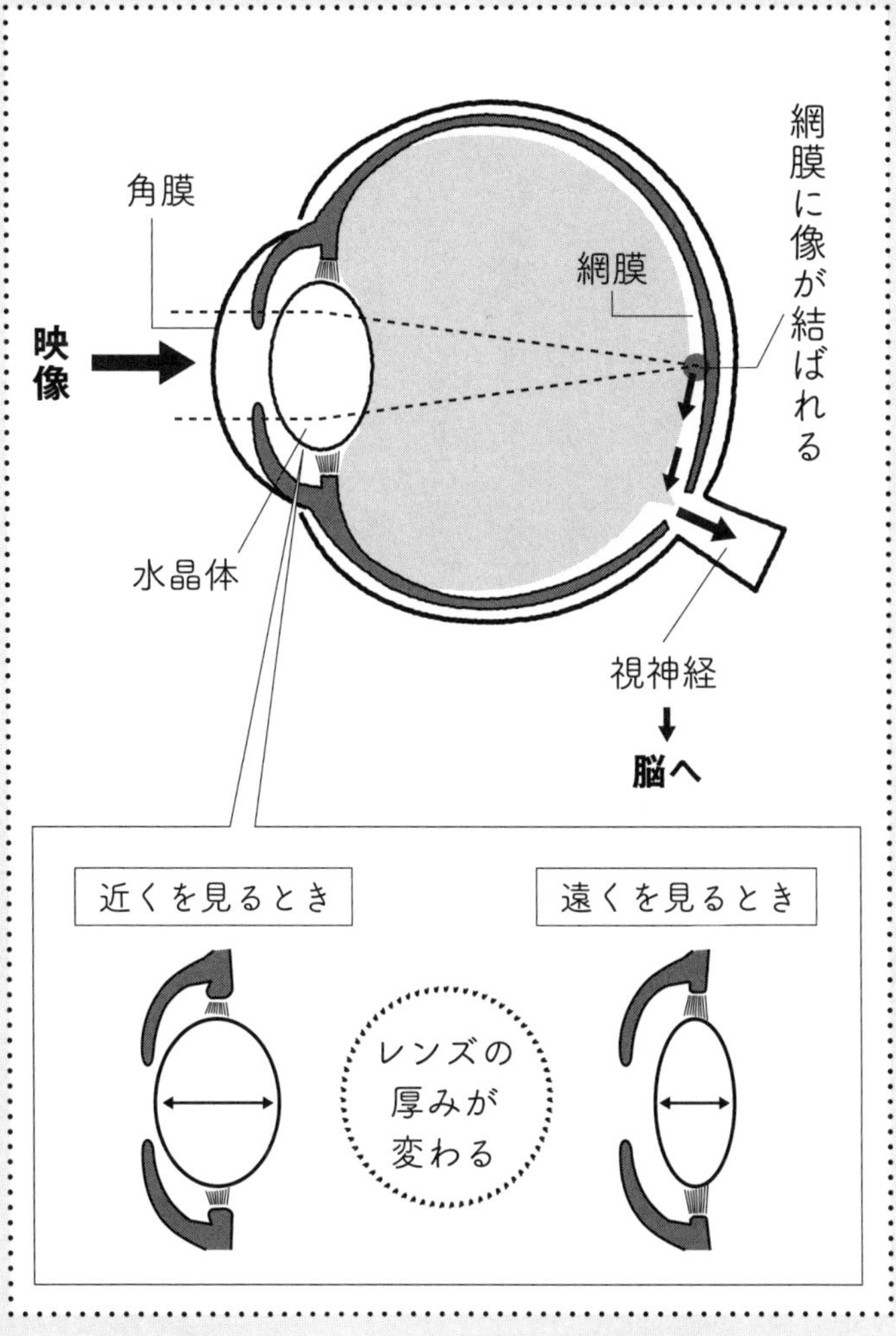

角膜

網膜

網膜に像が結ばれる

映像

水晶体

視神経

↓

脳へ

近くを見るとき

遠くを見るとき

レンズの厚みが変わる

近くを見ることの大罪

水晶体は遠くを見ている時には薄く、近くを見る時は厚くなります。ちなみに「遠く」「近く」の基準ですが、眼科では遠方視力は5m、近方視力は30〜50㎝の距離をとって視力をはかっています。

見たい物の距離が近いほど、水晶体の厚みが増します。水晶体は自分で厚さを変えることはなく、水晶体の周りにある毛様体筋と呼ばれる筋肉が働くことでピント調節をしているのです。

近くを見る時は、毛様体筋を使って水晶体を厚くします（この力を**調節力**といいます）。**近くを見る時は、ピントを合わせるためにその間はずっと毛様体筋が働いていることになります**。そして、見たいものが近ければ近いほど水晶体

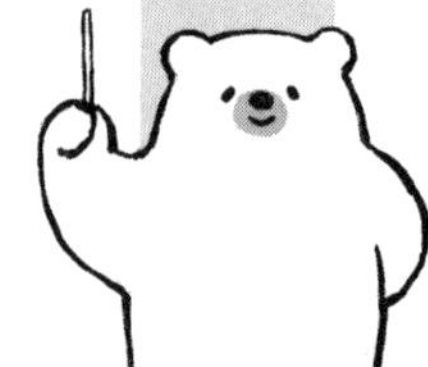

を厚くしないといけないため、調節力がより必要になります。毛様体筋は働きっぱなしです。

また、**眼球の向きを動かすためには、目の周りにある外眼筋と呼ばれる筋肉も使っています。**外眼筋は６つの筋肉からなり、目をぐるぐる動かせるのはこの筋肉の働きです。

近くを見ている時はいわゆる「より目」にして眼球を内側に寄せた状態になっています。外眼筋の一つである内直筋を主に使っています。

さらに、近くを見るときは瞳（虹彩）の大きさも小さくなります。その時は、**瞳の筋肉である瞳孔括約筋を使っています。**

このように、近くを見ることは目の中の筋肉である毛様体筋と瞳孔括約筋、そして目の周りの筋肉である外眼筋をフル稼働させていることになります。目の周りにこれほどの数の筋肉があり、近くを見るという行為によってこんなにも筋肉が働いていることは、あまり知られていないのではないでしょうか。

しかも、**見たいものが近ければ近いほど負荷がかかります**。目にとっては、「近くを見ること」による良い影響は何もなく、大きな罪なのです。

しかし、みなさんの日常においては時間が空いたらすぐにスマートフォンを見ていないでしょうか？　一般に、手元の画面を見る距離は約20～30㎝と距離が近く、画面も小さいです。つまり、**調節力や目を内側に寄せる力も強く必要になり、目への負荷が極端に増します**。

軽く手を握るより、力を込めて握りしめている状態が長時間続くと手の筋肉が疲れますよね。それと同様のことが、近くをずっと見続けている目の中で起きているのです。

また、近くを見ている時間が長いほど、力が入り続けた目の筋肉は疲労します。なにげなく「つい」スマホなどを見るいつもの習慣が知らず知らずのうちに疲労を蓄積させ、自分の目を酷使してしまっていたのです。

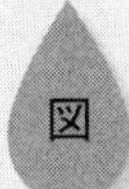

近くを見るときにかかる目への負担

外眼筋の酷使

近くを見るときに「より目」にする筋肉

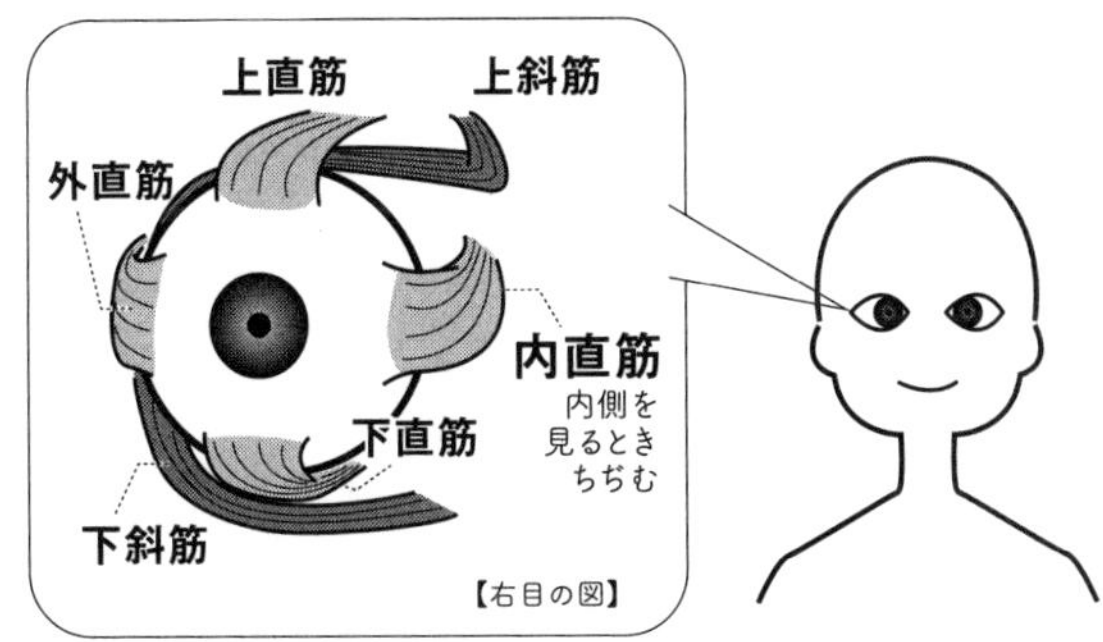

毛様体筋の酷使

レンズを厚くする
ときに働く筋肉

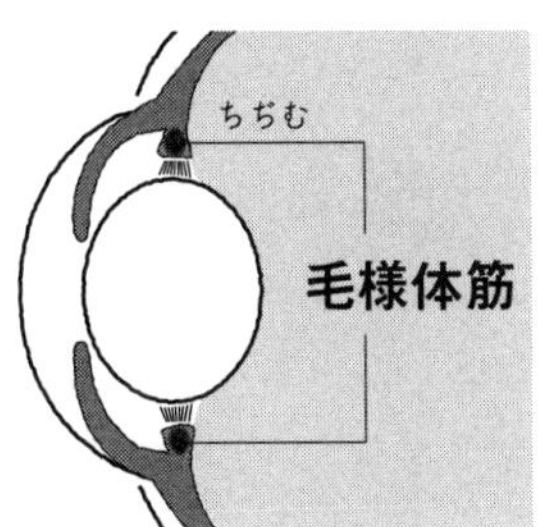

瞳孔括約筋の酷使

瞳（虹彩）を小さくする
ために働く筋肉

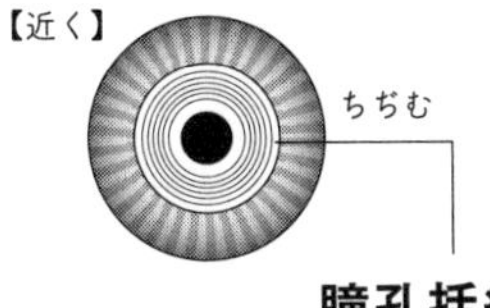

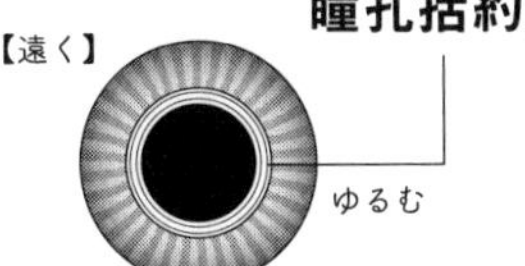

「近視」「遠視」「乱視」「老眼」は治らない

目を休めることが目にとって良いことなのですが、「目に良い」と感じるものは人それぞれかもしれません。なかには、「裸眼であることがよい」と考える人もいます。「眼鏡をかけると目が悪くなる」と言われることもありました。

しかし、それは必ずしも正しくありません。一人一人の目に合った状態が最も良いのであり、それぞれ「近視」「遠視」「乱視」などの目のタイプによって注意するべきことが異なります。

ある人には裸眼が適している場合もあれば、ある人には眼鏡やコンタクトレンズが必要な場合もあります。右目と左目で度数が違ったり、「近視」や「遠視」「乱視」などが片目ずつ違う方もおられます。年齢によっては、「老眼」の症状が出てきて老眼鏡が必要になる場合もあるでしょう。

ですから「近視」「遠視」「乱視」「老眼」で眼鏡やコンタクトレンズが必要な方は、適切な度数に合わせてそれらを使ったうえで、目を休ませるようにしましょう。

その「近視」「遠視」「乱視」「老眼」とは何でしょうか？　それらは防いだり、治すことはできるのでしょうか？　イメージのみで語られることが多く、誤解も多いこれらの症状について、正しく知っていきましょう。

「近視」とは？

文字通り、「近くが見えて遠くが見えない」のが近視です。近くは見たいものに近づくと見えるのですが、近視の程度が強い人はそれに応じてかなり近づかないと見えません。**遠くが見えない主な理由は、眼球が長く伸びてしまっているからです。**

「見える」というのは、見たい像がきちんと網膜上に結ばれている状態を指します。ところが、近視の人の目の中では、眼球が長く伸びて正常な状態よりも網膜が後ろにあります。見たい像が網膜の手前で結ばれてしまうために遠くがぼやけて見えにくいという現象が起きています。この眼球の大きさによる近視を**「軸性近視」**といい、近視の方のほとんどがこの軸性近視です。

見たい像を正しく網膜に合わせて結ぶために、凹(おう)レンズのコンタクトレンズやメガネを使用して矯正する必要があります。どの位置に像が結ばれているかが近視の程度の違いになるので、それに合わせたコンタクトレンズや眼鏡を作りましょう。

日本人の約42%が近視とされており、自分が近視であると理解している方も多いと思います。

近視の程度には3段階あり、裸眼で何かを見るときに約30㎝より遠くまで見える（ピントが合う）なら**弱度近視**、約15〜30㎝なら**中等度近視**、約15㎝よりも近

近視の人の眼球は後ろに伸びている

正視
軸性近視
網膜の手前で
像が結ばれる
眼球が伸びている
凹レンズで矯正すると、
屈折率が変わって
焦点が後ろになります

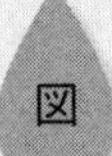

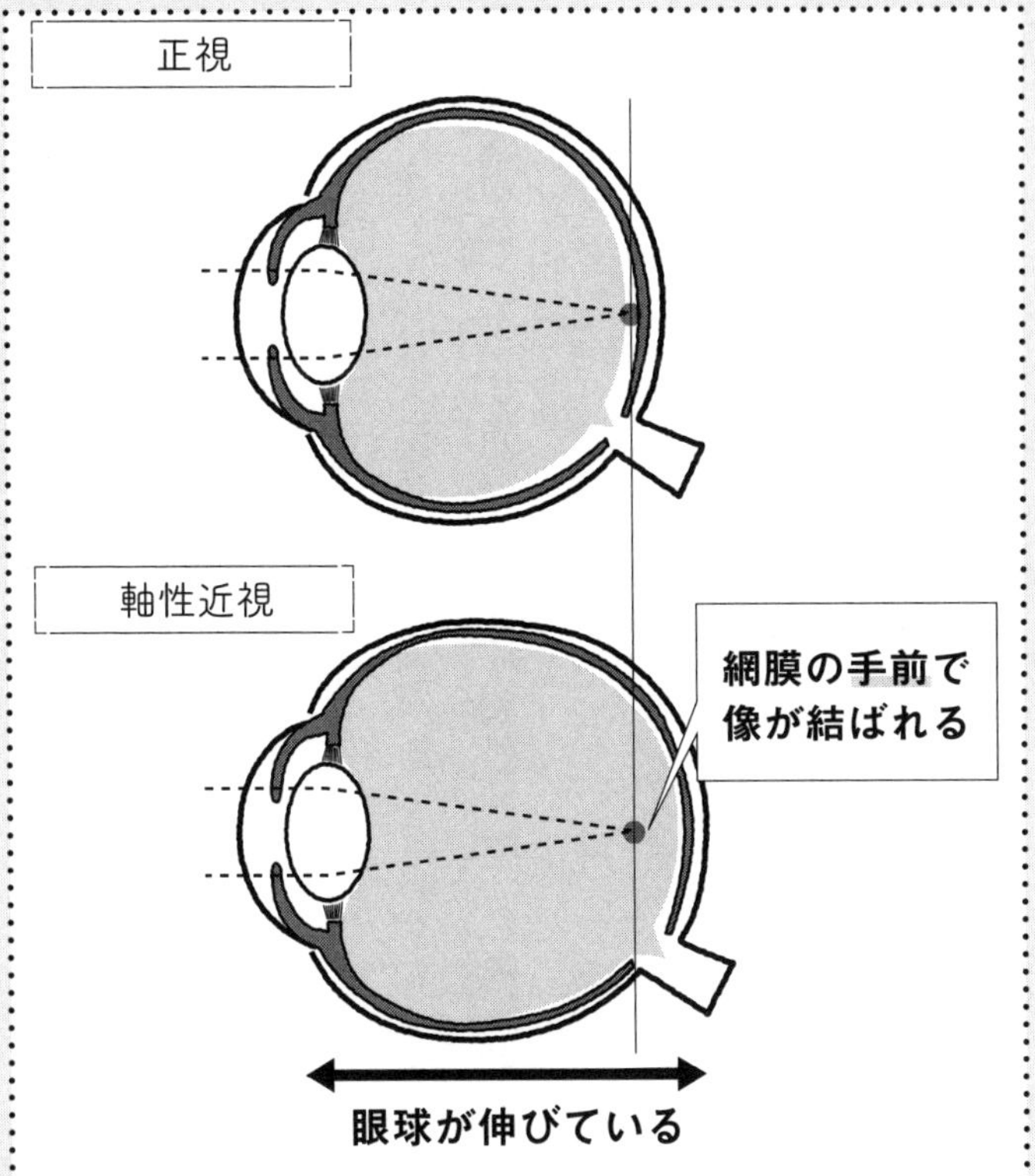

くしか見えないのは**強度近視**といいます。もちろん正確な測定は眼科での検査で行ってください。

近視になる原因は、まだ研究段階ですが、遺伝的な原因と環境的な原因が影響していると考えられています。環境的な原因は、まさに最近極端に増えてしまった「近くでものを見ること」です。これにより軸性近視になってしまうのですが、眼球が伸びることによる弊害は遠くが見えないことに限りません。**解剖学的に目の構造が弱くなるため、緑内障や網膜剥離、白内障といったいろいろな病気になるリスクが高まります。**

さきほど日本人の約42%が近視と書きましたが、この数は年々増加していま す。特に最近、日本人の子どもの近視が増えているのが問題になっています。ここ30年間で、裸眼視力が0・3未満の小学生は約3倍に増加しています。[4]

「遠視」とは？

「遠視」は遠くが見える目のことだと思っている方が多いのですが、そうではありません。

実は、**「遠くも近くも見えない目」**です。

遠視では、近視とは反対にピントが合う場所が網膜の奥にきます。**眼球の大きさが小さいことが原因**であり遺伝的なものが大きいといわれていますが、はっきりとした原因はわかっていません。

新生児の約60％は遠視ですが、成長と共に眼球が大きくなり、目は近視化していきます。ただし、**子どもの時に遠視が強い場合は視力の発達に影響し、1.0の視力が出なくなる「弱視」になる可能性があります**。ですから、遠視のお子さんは早めに眼鏡をかけて、見える環境を整えていかなくてはいけません。お子さんが3歳になったら眼科で視力検査を受けて目の状態を調べることが大切です。

具体的なデータはありませんが、遠視の大人の割合は、日々診療をしている中では約10％の印象です。

軽度の遠視の場合は、目の中の水晶体を厚くすることによって網膜にピントを合わせられるので、遠くが見えてしまいます。ですから、裸眼でも見えることがあるために「自分は目が良い」と勘違いしている方もおられます。

しかし、**実際は常に無理をしてピントを合わせているので、目がとても疲れやすいタイプなのです。**遠視の程度が強いとすぐに目が疲れてしまうので、集中力が続かず、勉強や読書に長時間取り組むことができません。落ち着かない性格であると誤解されてしまうこともあります。そして、**年齢と共に水晶体の厚さを変える力＝調節力が衰えると、次第に裸眼視力が悪くなっていきます。**

軽度の遠視である中高年の方は「昔は、良く見えていたのですが」と口をそろえておっしゃいます。そのような方々は眼鏡をかける習慣がないため、老眼になった時に眼鏡を使用するのをとても嫌がります。

しかし、無理を続けていると眼精疲労や肩こり、頭痛といった体調不良につながります。視力が落ちた時は、ご自身のために適切な眼鏡の使用をしてください。

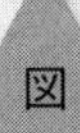

遠視の人の目の構造

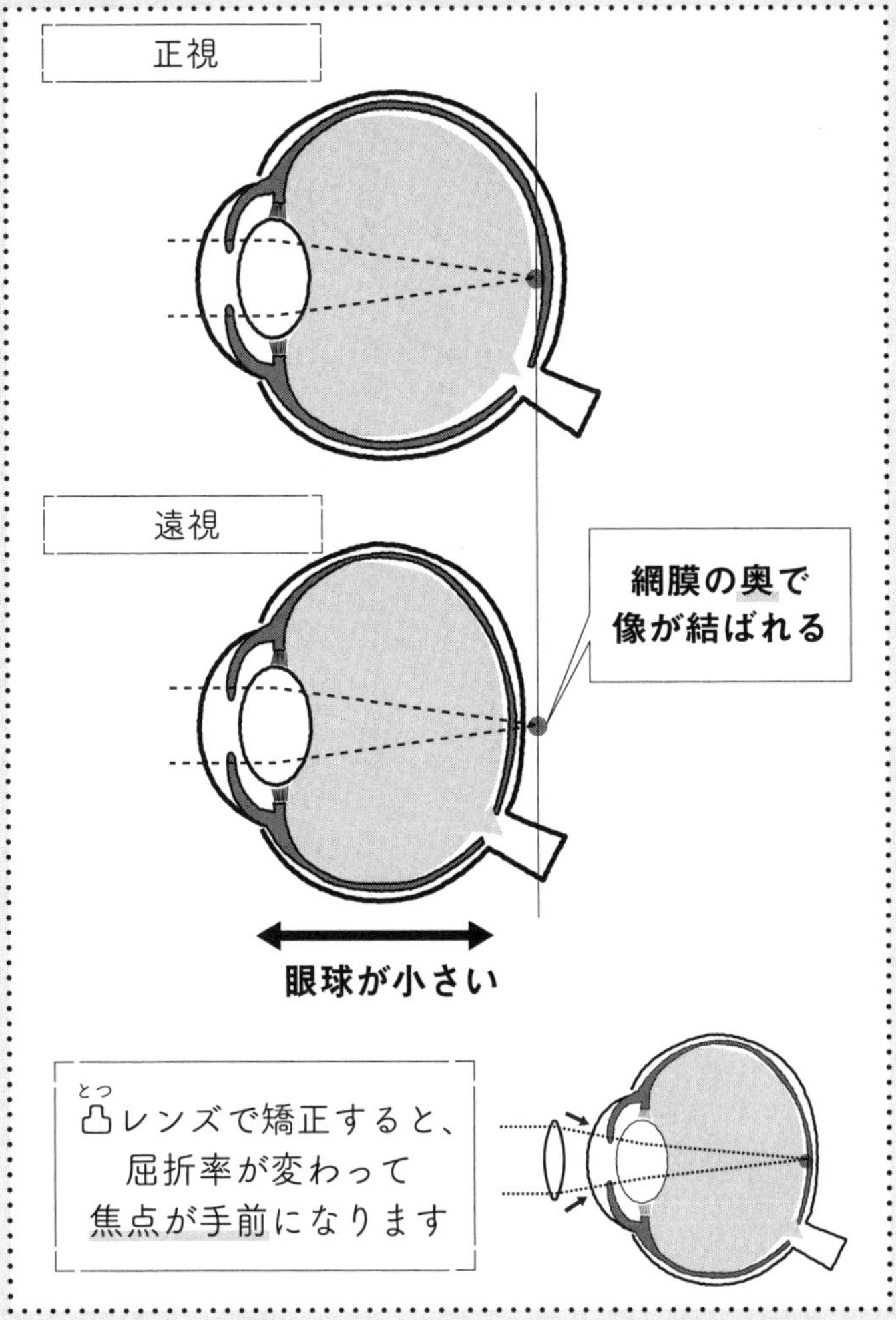

正視
遠視
網膜の奥で
像が結ばれる
眼球が小さい
とつ
凸レンズで矯正すると、
屈折率が変わって
焦点が手前になります

「乱視」とは？

乱視の主な原因は、**目の中のレンズである水晶体や黒目（角膜）の形の歪み**です。この歪みのせいで、**見たい像を網膜にうまく結べず、ぶれて見えてしまいます**。これは、年齢と共に強くなる傾向があります。

ただし、水晶体や角膜に歪みがない方は少ないため、**ほとんどの方に乱視はあります**。ですから、検査で乱視があるといわれても落ち込む必要はありません。

近視と乱視、遠視と乱視、乱視だけという目の方が大半です。

乱視の見え方で困るのは、裸眼の視力が落ちるのはもちろん、小さく細かい字が見えにくいために数字や漢字の読み間違いからミスをしたり、読書の速さに影響したり、そもそも全体にぶれて見えることで疲れを感じやすくなります。

そのような状態であれば、乱視を矯正したほうがよいでしょう。

乱視だけでなく、近視や遠視もカバーできる近視＋乱視、遠視＋乱視を矯正する眼鏡やコンタクトレンズも検討してください。自分の乱視は矯正する必要があるかどうか、心配な方は眼科で検査を受けましょう。

「老眼」とは？

最後に、誰しもがいずれ悩む「老眼」について説明しましょう。

40代になって「老眼になっていますよ」と言われると、老いを突き付けられたようでいやな気持ちになりますね。私も近くを見るときに、ＣＭで表現されているような「離さないと見えない」「近くの小さい文字が見えない！」という見え方を実感した時は、ついに老眼がきたかとショックでした。

しかし、**残念ながら老眼は誰でもなります**。老眼とは、**加齢により調節力が衰えることから現れる症状**なので、つまりは老化現象です。この症状を自覚したら、自分の老いを素直に認めなくてはいけません。

近視の人は老眼にならないと言われていますが、それは間違いです。近視の方は裸眼で近くの小さな文字が見えるので「見える」と思ってしまいますが、老眼が始まると、遠くにピントを合わせた眼鏡ごしでは調節力が働かず近くが見えなくなります。老眼の判断ポイントは、**裸眼や眼鏡をかけた距離で30〜50㎝先の距離が見えるかどうか**です。

調節力は年々衰えていくため、60歳頃まで老眼は進行します。ですから眼鏡の度数も約2年毎に変更しないといけません。さらに、見たい距離によって適切な度数は変わるため、**対象によって眼鏡をかけ替える必要があります**。例えば手元での作業をするなら約25㎝、パソコンを使うなら約50㎝ですので、度数の違う眼鏡がベストです。

とても面倒だと思うでしょうが、それぞれの距離に合わせて眼鏡をかけ替えることは、目の疲れを予防するためには大切なことなのです。少しの手間をかけることによって、快適な目の状態を得られますよ。

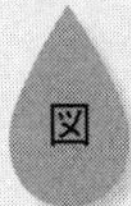

「調節力」があるからピントが合う

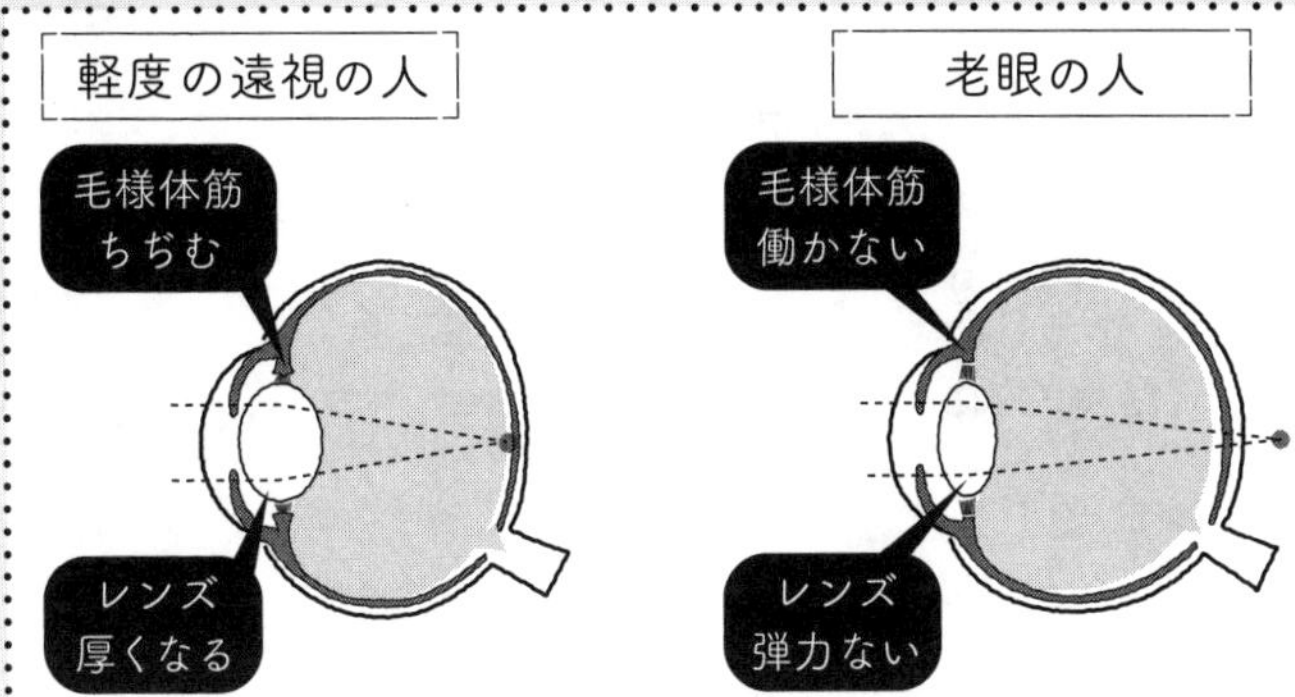

毛様体筋が衰えて調節力が働かなくなると、ピントを調節することができない

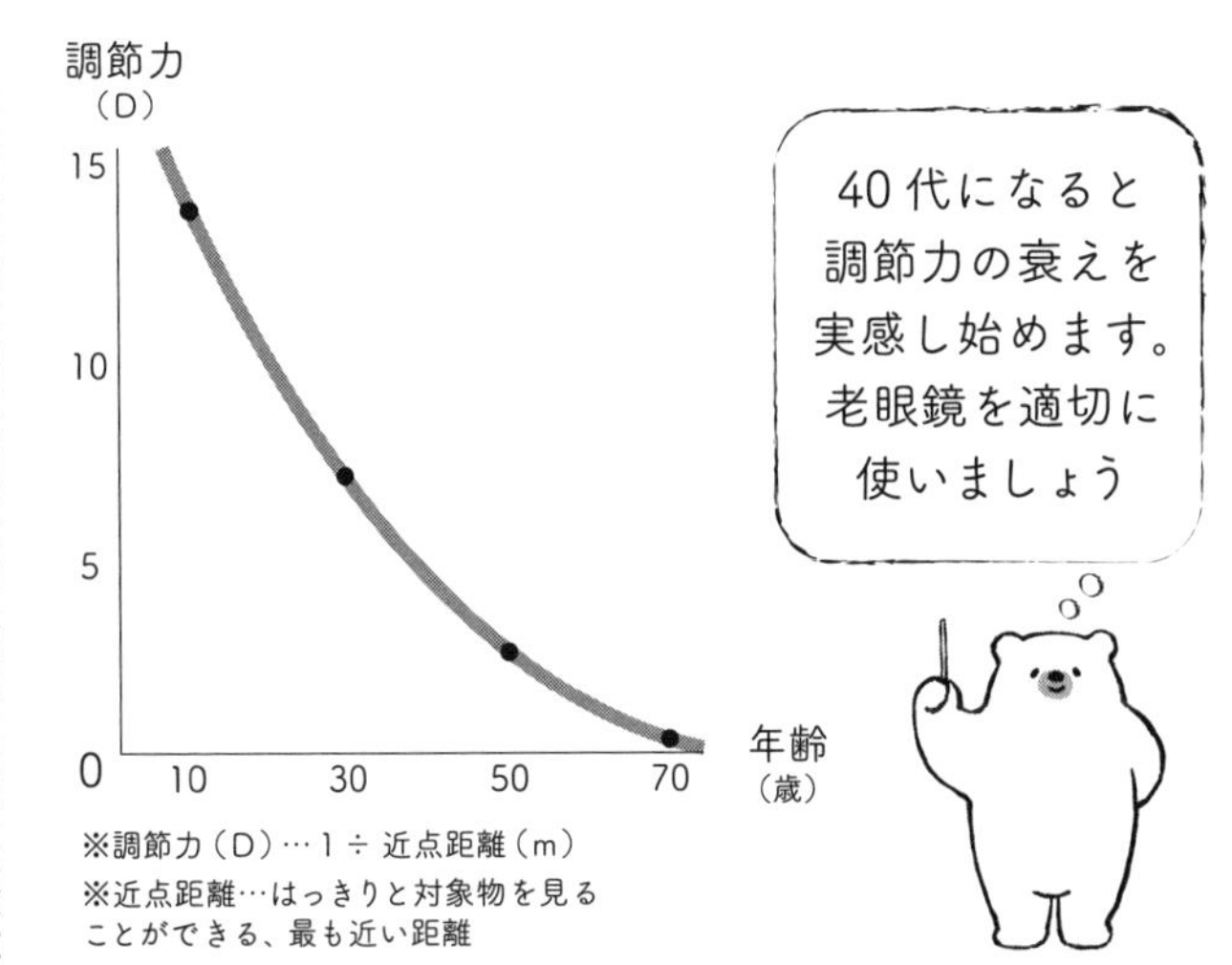

※調節力（D）…1÷近点距離（m）

※近点距離…はっきりと対象物を見ることができる、最も近い距離

近視は目の病気にかかりやすい

近視は、遠くが見えないというだけではなく、眼球が大きく伸びることで目の構造が弱くなり、**将来、緑内障や網膜剥離などの目の病気になる可能性が高くなります**。

緑内障のリスクは正視の目と比べたとき、弱度や中等度の近視では約4倍、強度では約14倍、網膜剥離になるリスクは弱度近視では約3倍ですが、中等度近視では約9倍になり、強度近視では約22倍にもなります。

緑内障という病気についてご存じない方も多いのですが、日本人の**中途失明原因の1位**[5]**であり、40歳以降では約20人に1人が発症する**という実はとても身近な病気です。近視以外だと「加齢」「喫煙」「遺伝」が発症に影響します。

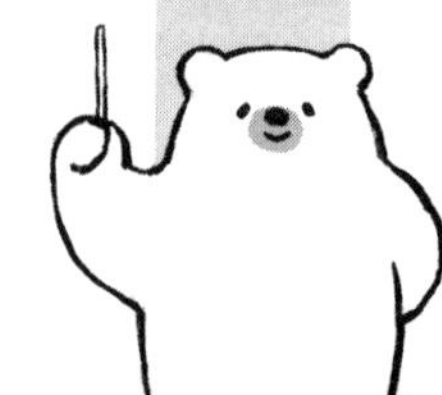

近視の目と病気のリスクの相関

近視の眼球

	弱度近視	中等度近視	強度近視
緑内障	約4倍		約14倍
網膜剥離	約3倍	約9倍	約22倍

正視の目と比べたとき、
近視が強いと病気のリスクが高まる

緑内障は目の奥にある視神経の病気で、知らず知らずのうちに視野が欠けていきます。自覚症状が乏しいために病気の発見が遅くなってしまい、重症になると失明してしまいます。緑内障の患者さんの実に7割が、自分が緑内障だと気づいておらず治療をしていないといわれています。

いやいや、いくらなんでも視野が欠けたらわかるでしょうと思いますよね。緑内障の視野検査では、見えていないところが真っ黒に表示されますが、ご本人は、見えていないという認識がありません。なぜなら、**脳があたかもきちんと見えているかのように、視野を修正してしまっている**からです。初めて緑内障と診断した患者さんに、「この視野の欠けていることを自覚していましたか？」とお聞きしても、ほとんどの方はまったく気づいていないと言われます。

ですから、眼科で行う視野の検査をしないと早期発見が難しい病気です。40歳以上の方は、年に一度は眼科で健診を受けることをお勧めします。

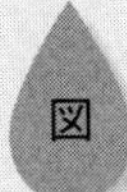

図　緑内障のしくみと視野の欠損

緑内障の原因

一般的に眼圧が原因とされるが、
眼圧が正常値でも発症する

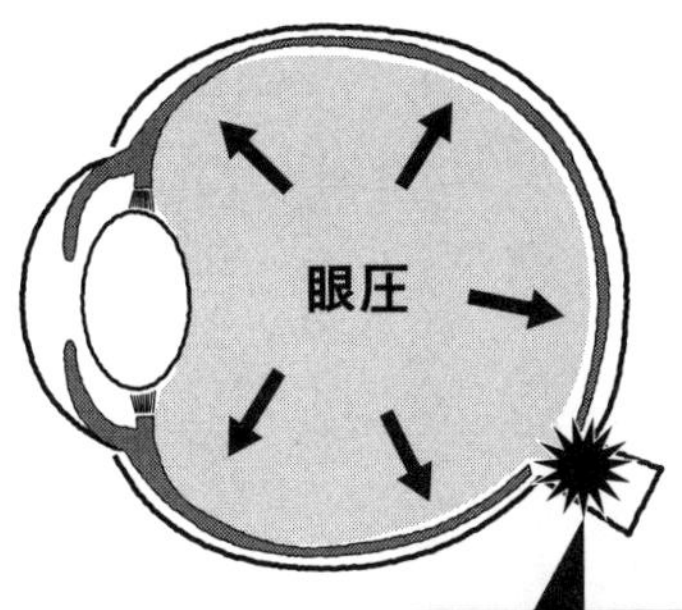

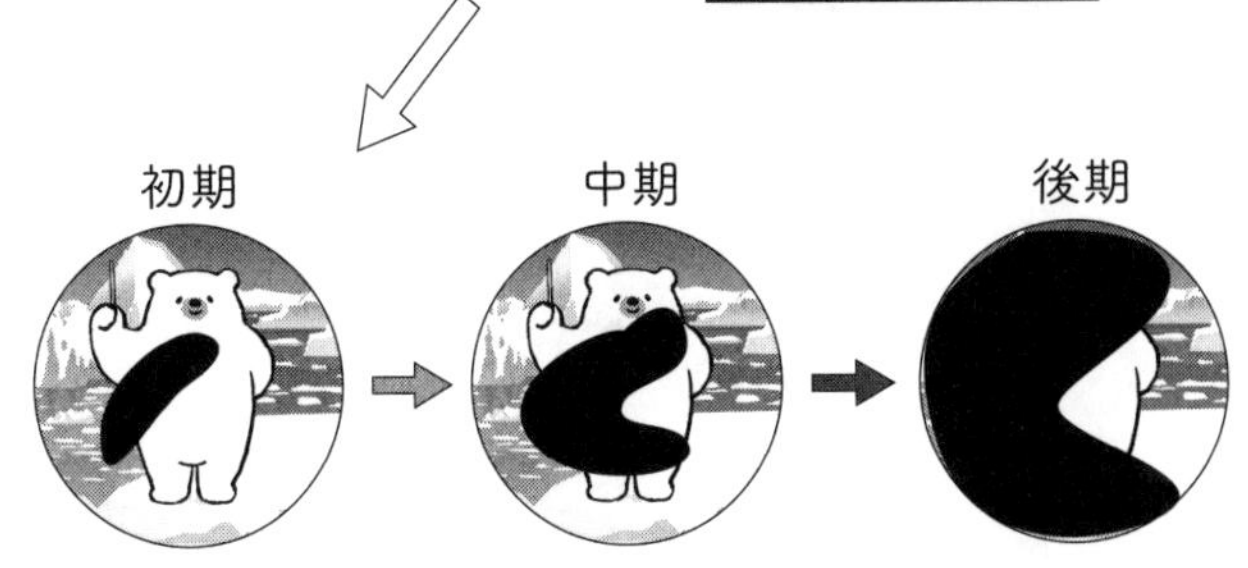

だんだん視野が欠けていくが、自覚しにくい

近視人口はかつてないほど増えている

2000年の世界の近視人口は14億6000万人でしたが、**2050年には世界の人口の半分である47億5800万人が近視になるだろうといわれています。**[6]

最近の日本でも、子どもの近視の割合がとても増えています。日本では、ここ30年間で裸眼視力が0・3未満の小学生は約3倍に増加しました。令和2年度の調査では、中高生の半数以上で裸眼視力が1・0未満[7]という過去最悪の結果でした。

ここ数年はオンライン授業やパソコン、タブレットなどを使用した授業も増えてきており、子どもの近視化をより加速させるのではないかと心配です。

近視の進行は20歳ぐらいで止まるといわれていましたが、**最近は30代まで進**

行する方もいらっしゃいます。近視になる要因の1つが遺伝で、両親のどちらかが近視の場合、子どもが近視になる可能性は約2~3倍になり、両親とも近視の場合は約6倍まで増加します。

もう1つの要因は**環境**です。つまり、近くを見るのが長くなったことが大人の近視進行に影響している可能性があります。

子どもの近視の予防方法

こうしたデータをふまえ、子どもの頃に近視を予防することが大切という観点から、世界では近視予防の研究が進められています。

ある程度成長してしまうと近視を改善することは難しいのですが、成長途中の子どもであれば、近視を予防することができるようになってきました。

近視予防のために、現在有効とわかっている方法は、**「外遊び」**、**「予防の目薬」**、

「オルソケラトロジーレンズの使用」の3つです。

1つ目の「外遊び」ですが、近くを見る時間が長く（3時間以上）外に出る時間が短い（1・5時間以下）と近視になる傾向が大きくなるため、この点からも有効です。また、最近では**太陽の光に含まれる紫の光「バイオレットライト」を浴びると近視を抑制できる**ことがわかってきました。1日に合計2時間以上は外で遊び太陽の光を浴びることが理想的です。紫外線や熱中症対策をしたうえで、少しでも外にいる時間を長くしてみましょう。

ちなみに、**バイオレットライトはブルーライトカット眼鏡によって遮断されてしまう**という注意点があります。大人は問題ありませんが、子どもの眼鏡にはブルーライトカットの加工をしないようにしてください。

2つ目の方法は、**近視の進行を遅らせる目薬（低濃度アトロピン）**を、夜寝る前に1滴点眼することです。この治療の近視抑制効果は約6割の人に見られます。ただし、近視の進行を遅らせることはできても、日中の裸眼視力は改善しないため、眼鏡やコンタクトレンズの装用が必要です。

そして3つ目のオルソケラトロジーレンズの使用ですが、**夜寝ている間に特殊な形をしたコンタクトレンズを装着し、黒目（角膜）を変形させることで近視の進行を抑制する**というものです。こちらも約6割の効果が期待できます。朝起きたらレンズを外しますが、裸眼視力も1・0近くは見えるので日中にコンタクトレンズや眼鏡をかけなくてもよくなります。

しかし、この治療は近視や乱視の度数に制限がありますので、できるかどうかはこの治療をしている眼科で診てもらいましょう。2017年にガイドラインが改訂され、処方年齢が「20歳以上」から「原則20歳以上、未成年者に対しては慎重処方」に変更されました。もちろん、レンズの管理は保護者の方が徹底してきちんとしなくてはいけません。本人が嫌がらなければ6歳前後から可能で、当院では6歳から高校生の子どもたちも治療を受けています。

オルソケラトロジーレンズと予防の点眼液を併用すると抑制効果はより高い

といわれていますが、難点は高額な医療費です。この2種類の治療方法は保険適応外のため、オルソケラトロジーレンズの費用は約15～20万円、予防の点眼液は1か月で1本使用し、1本約3500円かかります。検査費用も含むとさらに費用がかかるうえ、取り扱いの眼科も少ないので、相談したい場合はどの眼科で治療が可能かどうかを調べてから行ってください。

最後に、このような治療をしていても、残念ながら近視が進む場合もあります。**近視が進む要因として大きいのはやはり環境です。**お子さんに対しては、日頃から近くを見る時間を短くして、外遊びをすることで少しでも近視にならない環境作りをしてあげましょう。

また、目の酷使によって生じる眼精疲労や頭痛、肩こりといった症状にも年齢は関係ありません。

以前、休日の救急外来を担当したときに、7歳のお子さんが目の奥の痛みと嘔吐を訴えて受診されました。原因は、眼精疲労とストレスによる片頭痛でした。当時は新型コロナウイルスによる緊急事態宣言が発令され、休校となり自宅待機を余儀なくされていました。一日中テレビを見たりゲームをしたりと生活リズムが乱れて、睡眠も短かったところに極度のストレスも加わり、悪夢を見たり片頭痛を発症していました。

年齢に関係なく目の酷使は心身ともに不調をきたし、日常生活への影響は多大になります。ですから目を使い過ぎないことが、体や心の調子を整えて快適になれる簡単な方法です。

子どもだけでなく大人の方も、これ以上目を酷使しないことを心掛けて、少しでも近視や目の不調の進行を防いでください。

これから近視予防の研究が進み、新たな方法が見つかる可能性もありますので期待したいと思います。

コンタクトレンズの使い過ぎは怖い！

目の使い過ぎで失明することはありませんが、**コンタクトレンズの使い過ぎや間違った使い方は失明をまねきます。**

コンタクトレンズは直接手で角膜（黒目）にのせるので、きちんと消毒されていない手でレンズを触ったりレンズのケアを怠っていると、角膜に細菌やカビ、アメーバーが繁殖し、感染症を引き起こします。

すると目に痛みや充血、目やにが出るようになり、治療が難航すると最悪の場合は失明することがあります。角膜は透明だからこそクリアな映像を見ることができていますが、**感染症で角膜が濁ってしまうと視界が濁ってしまい、失明につながる**のです。

角膜が濁る原因で感染症の他には、酸素不足があります。角膜の内部には**角膜内皮細胞**という小さな六角形の細胞がびっしりと敷き詰められていて、この細胞は角膜を透明にするための大切な働きをしています。

しかし、**ここに酸素が届かないと内皮細胞が徐々に死滅していきます**。細胞が減っていっても、症状は全く出ません。痛くもなく視力も悪くならないため、本人は細胞の減少に気づくことができないのです。

内皮細胞の数は眼科で検査しないとわかりません。内皮細胞の正常な密度は２５００個以上（/mm^2）で、この数が５００個以下になると、角膜を透明に維持できなくなり失明してしまいます。

残念ながら、現時点ではこの細胞を増やす方法がありません。**視野欠損もそうですが、目は一度衰えてしまうと取り戻しにくいものが多いのです**。

コンタクトレンズを装用すると、レンズが角膜全体を覆うため内皮細胞に供給される酸素量が減ってしまい、知らないうちに内皮細胞が死滅していきます。

特にカラーコンタクトレンズや安価なレンズなど、酸素供給が少ない素材のコンタクトレンズを使用している方はダメージが大きく、細胞を測定してみるとびっくりするくらい少ない方がいらっしゃいます。ソフトコンタクトレンズは**シリコーンハイドロゲルからできているレンズを選びましょう**。この素材は、たくさんの酸素を角膜に供給できて、乾きにくいのが特徴です。

今やネットでも気軽に購入できますが、**コンタクトレンズは本来、医療用品です**。自己判断での購入は知らないうちに自分の目を危険にさらしています。内皮細胞だけでなく、目に傷がないか、病気がないか、度数やサイズは適切かを眼科医に診てもらうことはなにより大切です。

眼鏡は人生のパートナー

コンタクトレンズと同様に重要なのが眼鏡です。眼鏡をかけると目が悪くな

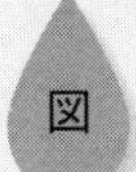

きれいな視界に不可欠な角膜内皮細胞

角膜内皮細胞

角膜を透明に保つ働きをしており、
酸素不足になると死滅する

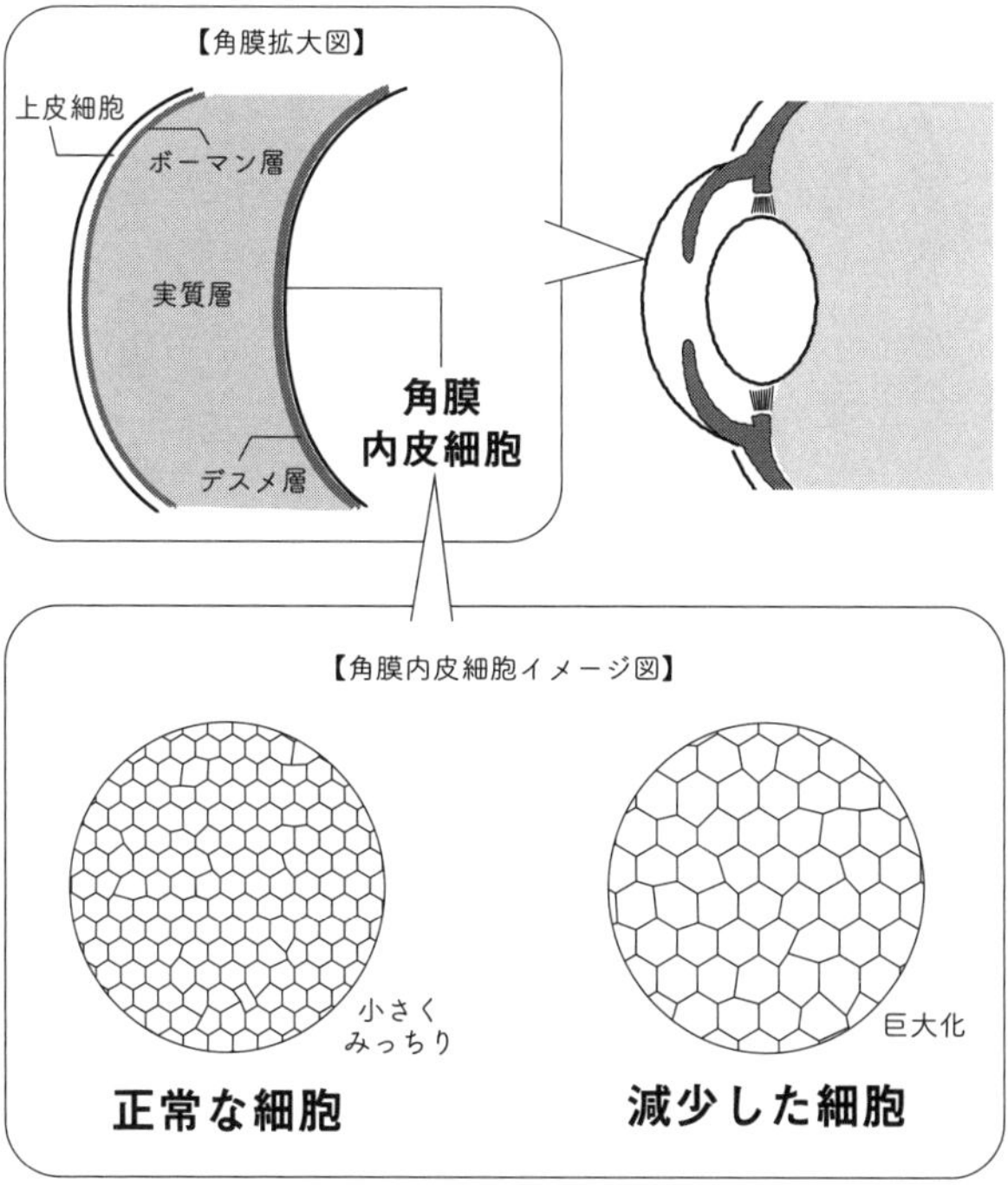

細胞が 500 個以下 (/mm²) になると
角膜が濁り、失明に至ることもある

ると信じている方は少なくありません。「裸眼にしないと目を鍛えられない」と言う方もいますが、そもそも鍛えるって何でしょうか？　眼鏡をかけていても、起きている間はずっと近くや遠くを見ているのですから、目は充分に鍛えられていると言っていいでしょう。

確かに度数が適切ではない眼鏡は目にとって悪い影響がありますが、眼鏡をかけること自体は悪いことではありません。むしろ裸眼のままよく見えなくて、疲れるほうが問題です。**眼精疲労の大きな原因の一つは眼鏡を適切に使っていないことです。**

適切に眼鏡を使用できれば視界はクリアに保たれ、目が疲れなくなり、毎日を快適に過ごせます。その日の気分でフレームを変えるという楽しみ方もありますし、眼鏡で印象をガラッと変えることもできます。快適な生活を送るうえでは欠かせないあなたの人生のパートナーです。

深刻な目の疲れ「眼精疲労」

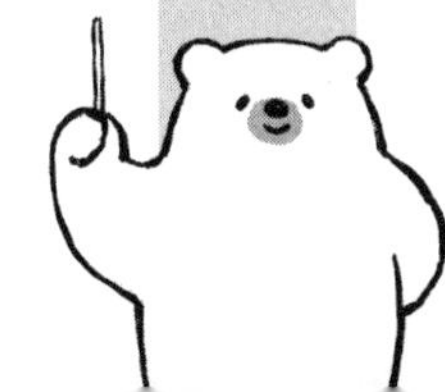

ここまでに何度か「眼精疲労」という言葉を出してきました。**目を休ませない状態が続くことで、目の奥の痛みなどの目の症状だけでなく、肩こりや頭痛、イライラ、不眠につながるのが眼精疲労という目の病気です。**

似たようなもので「目の疲れ」がありますが、休むことですぐに回復するのが「目の疲れ」で、**休んでも回復せずに様々な症状が出る**のが「眼精疲労」です。

目がかすむ、重い、目の奥が痛いなどの症状は、長時間にわたる使い過ぎで目の筋肉が悲鳴をあげている状態です。

眼精疲労の予防と治療は、とにかく目を休めることです。**1時間ごとに15分の休憩**が望ましいですが、15分につき1分、**なんなら究極は5秒でも**いいので、目を閉じて休ませてあげてください。これだけでも目にとって重要な休息になりますので、私は**「5秒目を閉じる」**ことを推奨しています。

または、**遠くをぼんやり見ることもお勧めです。**室内であればいま見えている景色の一番遠くのものを見てください。自室なら部屋の一番隅にリラックスできる絵や小物を飾ってもいいですね。

すでに眼精疲労になっている方は、もちろん眼科での治療も必要です。

「疲れ」というのは可視化しづらいものですが、目の周りの筋肉がどの程度疲れているかという状態をグラフ化できる「調節機能解析装置（アコモレフ）」という検査機器があります。

当院でもアコモレフを購入して、眼精疲労の方にはデータをとっていますが、これで測定してみると眼精疲労の状態が一目瞭然で説明に重宝しています。残念ながらすべての眼科にあるわけではないので、測定してみたい方は、アコモレフがその眼科に置いてあるかどうかを事前に調べてみてください。

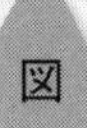

眼精疲労が引き起こす症状

**目を休めても回復しない場合、
眼精疲労の可能性が高い**

眼精疲労で現れる症状例

目の奥が痛い

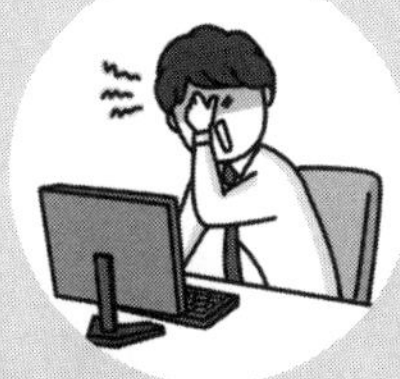

光が眩しい

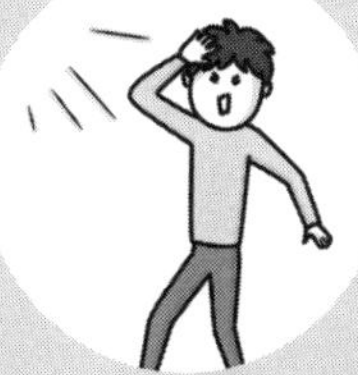

頭痛

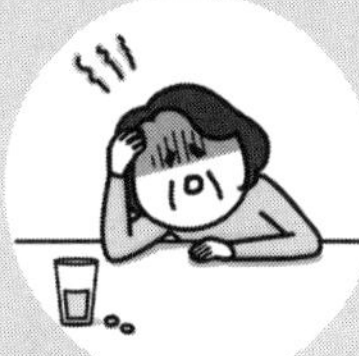

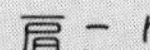

肩こり

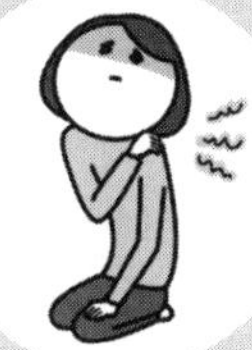

不眠

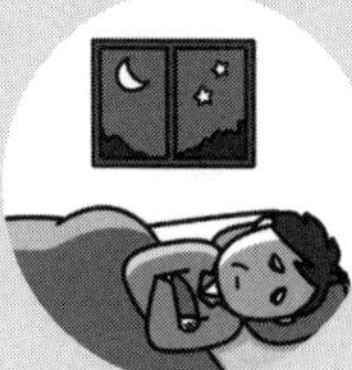

こうなる前に目の休息を！
まずは「5秒」目を閉じる
ことからはじめよう

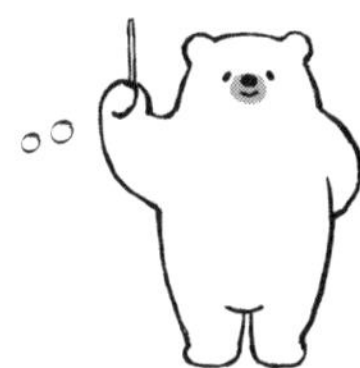

実は逆効果な「目薬」と「洗眼」

日本人は点眼が大好きといわれています。ドラッグストアやネットでは「疲れ目に！」「目の乾きに！」「ものもらい治療に！」などと書かれた様々な点眼液がありますね。点眼する必要があるのかがよくわからないまま、毎日使用している方もいらっしゃるかもしれません。

そもそも、点眼は日常的にしなくてはならないものなのでしょうか？

何か症状があり眼科医が治療に必要であると判断した方は、もちろん点眼が必要です。

しかし、**痒みや目やになどの症状が全くない方は、日頃から点眼液を使用する必要はありません。**なぜなら自分の涙が自分の目を守ってくれているからで

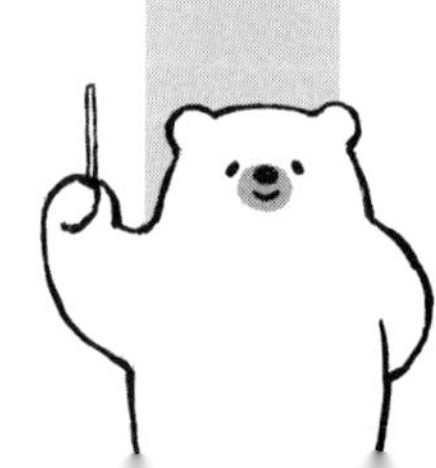

す。涙が目に栄養を届け、目の表面を潤して傷や異物、そして細菌やウイルスから目を守るための役割をしているのです。

目が乾くからといって30分や1時間おきに点眼するのは、かえって目の表面を傷めることになり逆効果です。

涙には、大切な栄養や乾きを潤す成分や油がありますが、**頻回な点眼はそれらを洗い流してしまいます。**説明書に書かれている点眼液の使用回数は必ず守るようにしましょう。

眼科でのドライアイの治療の場合は、処方の点眼液を1日4～6回点眼していただきます。1日6回とは、起きている間の約3時間おきです。それ以上点眼をすることはお勧めしません。

1回の点眼で、たった1滴でも充分な量が目に入ります。目にとどまっている涙の量は約6・2μl（マイクロリットル）ですが、点眼液の1滴は約30～50μlもあります。たった1滴でも目からあふれる量を点眼することになるのです。

また、市販の点眼液は高額なものから安価なものまで様々ですが、**実は点眼液の内容成分は、値段による差はそんなにありません。**市販のものは誰でも気軽に購入できるため、副作用が出にくいように有効成分が薄められているものが多いです。

一方で多めに入っている場合があるのが、**防腐剤**です。開封後に長く使用する人もいるためにそうした処置がされているのですが、頻回に点眼するとしたら、防腐剤による害が懸念されます。

塩化ベンザルコニウム、エデト酸ナトリウム水和物、クロロブタノールなどが防腐剤の成分です。目に何らかの症状があり、眼科を受診する時間がなくてやむを得ず市販薬を購入する時には、防腐剤が入っていない点眼液を選ぶようにしてください。

「夜寝る前に点眼をしても大丈夫でしょうか?」という質問がよくありますが、医師から禁じられているもの以外は基本的には問題ありません。昔は、点眼液の薬の成分が不安定だったために、点眼をして眠ると目に留まっている薬や防腐剤の影響が強く目に出すぎる懸念があったようです。それゆえに就寝前の点眼を禁じていたようですが、今は心配しなくて大丈夫です。

充血止めやクールタイプの点眼液に注意

「充血を止める」とうたう市販の点眼液があります。女性が使用することが多い印象がありますが、これも頻繁に使用するのは注意していただきたいです。

市販の点眼液には血管収縮剤が入っていて、頻繁に使用すると、**点眼を止めた時に血管が太くなり、リバウンドのようにかえって充血が目立ってしまう**のです。その場しのぎにしかならないため、お勧めしません。

また**充血が出にくくなることで、本当に発見すべき症状や病気を隠してしまうことが懸念されます。**白目（結膜）にはたくさんの細い血管があるため、もともと白目が真っ白な方はいません。お酒を飲んだ後やお風呂の後など、血流が良くなると血管が太くなって充血が目立つことはよくあります。

ですから必要以上に充血を気にする必要はありません。ただし、明らかにいつもより目が充血している時は、結膜炎やドライアイなどの病気の可能性が高いため眼科を受診してください。

「クールな刺激」がある点眼液もありますが、**使用しすぎると粘膜が傷つき、かえって充血してしまったり、ドライアイがひどくなる可能性があります**。眠気を覚ますためや、痒みをごまかしたくて使用している方もいますが、使用はなるべく控えましょう。目の痒みは点眼液の刺激でごまかさずに、抗アレルギーの薬効がある治療用の点眼液を医師に処方してもらうことをお勧めします。

その目薬の期限は大丈夫？

ポーチの中に、何年も使用してボトルが汚くなっている点眼液を持ち歩いていませんか？　冷蔵庫に、いつ開けたのかわからない点眼液はありませんか？　**それらはボトル内の液体が汚染されている可能性が高いため、すぐに捨てましょう。**ボトルやパッケージに記載されている使用期限は、未開封の場合の期限です。点眼液が残っていても、医師から処方された点眼液は開封後1か月を過ぎたら使用しないでください。

防腐剤が入っていないものは1週間で使い切りましょう。防腐剤が多めに入っている市販の点眼液は約3か月以内であれば使用が可能です。

日常的な「洗眼」はしなくてよい

プールに入った後に、水道水で目を洗っていたという方も多いでしょう。しかし最近では、プール後の目洗いは推奨しなくなりました。水道水に含まれる塩素や、蛇口の水圧で目に傷ができてしまう可能性があるためです。また異物を除去してくれる涙をわざわざ流すことにもなります。

市販されているカップ型の洗眼液もお勧めしません。なぜなら、洗浄液を入れたカップを目の周りに当ててその中で瞬きをするので、まつ毛や目の周りの皮膚のゴミなどが液体に入って清潔とはいえません。また、洗眼液そのものにアレルギーを起こす可能性があります。

必ず洗眼をしなくてはいけないのは、目に異物や洗剤などの科学的なものが入った時のみです。その場合は緊急時ですので、すぐに水道水で充分に洗いましょう。水道が近くにない場合は市販の刺激がない点眼液でもかまいません。

異物が瞼の裏に入り込むと、なかなか洗眼だけでは取れない事があります。植物の葉や鉄粉、虫など様々なものが目に入ります。その場合は、眼科医が瞼の裏をひっくり返して異物をピンセットでつまんで除去します。洗眼後に痛みや充血が治らない場合は、目をこすらずに速やかに眼科を受診してください。

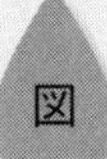

市販の点眼液で気をつけたいこと

防腐剤について

・塩化ベンザルコニウム
・エデト酸ナトリウム水和物
・クロロブタノール　など

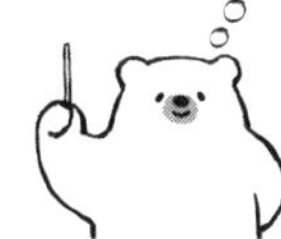

点眼回数について

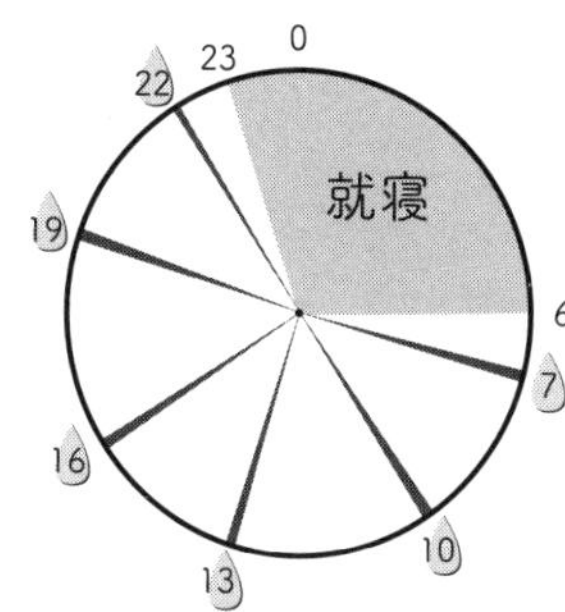

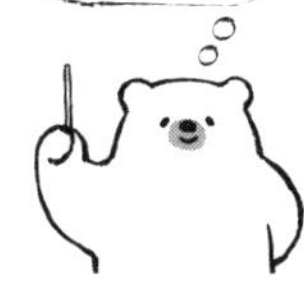

約3時間ごとが◎

洗眼について

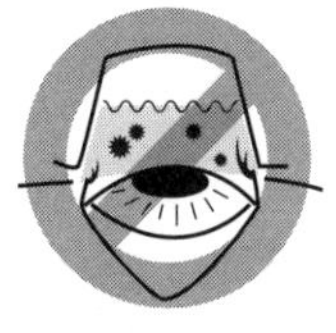

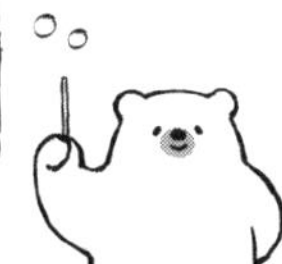

おそろかにできない瞼とまつ毛のケア

目のケアというと眼球のことばかり考えがちですが、瞼やまつ毛のケアは目の病気を防ぐのに重要です。前項のカップ型洗眼液の話の中で「目の周りの皮膚は汚れている」と言いましたが、日頃から目の周りを清潔にするという意識をどれだけ持てているでしょうか。

瞼やまつ毛のケアがおろそかになると、**ドライアイや麦粒腫（ばくりゅうしゅ）（ものもらい）、結膜炎などの目の病気になる可能性があります**。いずれも身近な病気ですが、正しいケアをすることで防げる病気です。瞼、まつ毛のことをきちんと知って対策しましょう。

実は汚れがちなまつ毛

まつ毛は、上瞼には90～160本あり、長さは8～12㎜です。下瞼には約80本、長さは約6㎜です。年齢と共に段々と細く、短く、薄くなっていきます。

まつ毛の役割はゴミを目の中に入れないようにして、目の乾燥や紫外線から目を守ることにあります。また、何かが目に入りそうになると反射的に目を閉じますが、あれはまつ毛に異物が触れることで起きる反射です（睫毛(しょうもう)反射）。

まつ毛のケアで大切なのは、まつ毛の根元の洗浄です。まつ毛には「まつ毛ダニ」が生息していることが多いのはご存じでしょうか。年齢が上がるにつれて多くなり、成人の約半数に寄生しているといわれています。ダニを肉眼で確認することは困難ですが、**瞼を清潔にしていないとまつ毛ダニが繁殖します**。特にまつ毛にふけのようなものがあったり、瞼がただれやすい人は要注意です。

まつ毛の根本にはたくさんの穴がある

まつ毛の根本には、**油や汗を出す腺**（**ツァイス腺・モル腺**）**や油を出すマイボーム腺**の出口である穴がたくさん開いています。そこが詰まってしまうと、一般的に「ものもらい」といわれている麦粒腫や瞼の内側が腫れる霰粒腫（さんりゅうしゅ）（詳しくはP212）の原因になります。

特に**マイボーム腺の油は涙の表面に広がって涙の蒸発を防ぐ大切な役割をしています**。この油が足りないと、すぐ目が乾いてしまうドライアイになります。

まつ毛の根本は皆さんが思っている以上に大切な場所です。毎回の洗顔時に、まつ毛の根本をやさしくマッサージするようなイメージで丁寧に洗いましょう。目に入ってもしみにくい専用のアイシャンプーもお勧めです。アイメイクをする方はメイクをきちんと落として、アイラインは目の際の粘膜にはひかないようにしましょう。

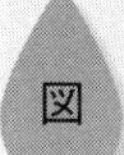
図

涙を守る「油」が出る場所

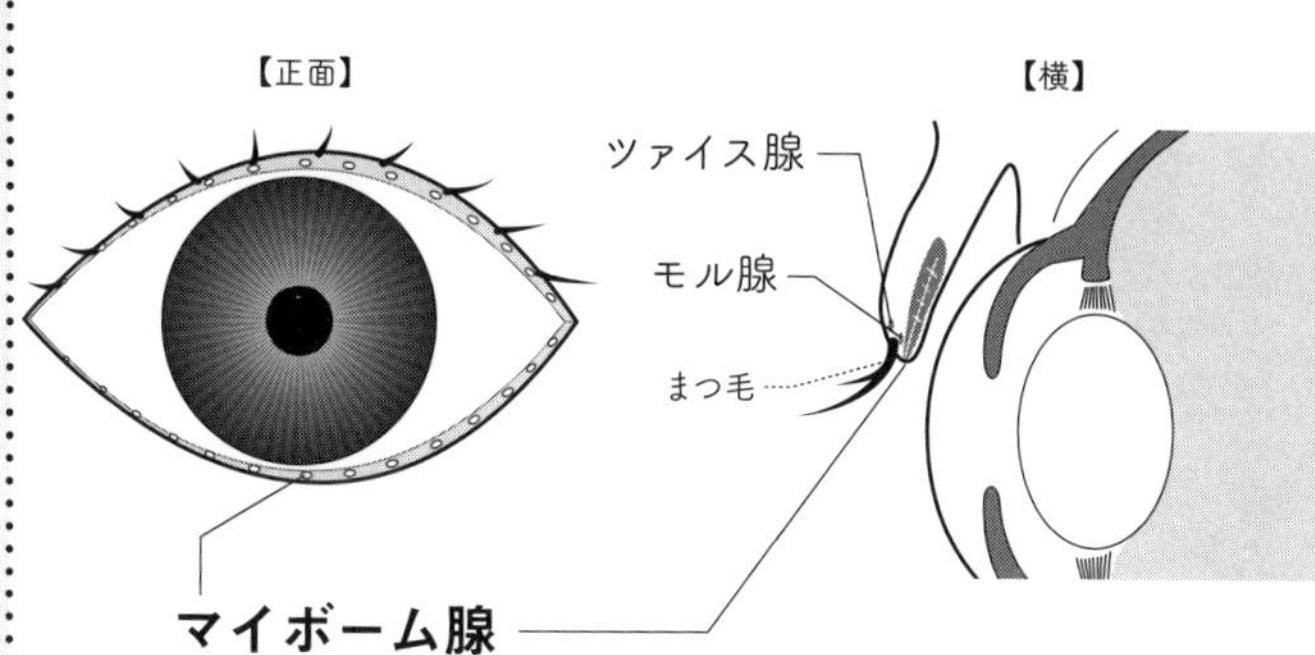
【正面】
【横】
ツァイス腺
モル腺
まつ毛
マイボーム腺
…まつ毛の根本にあり、油を分泌する

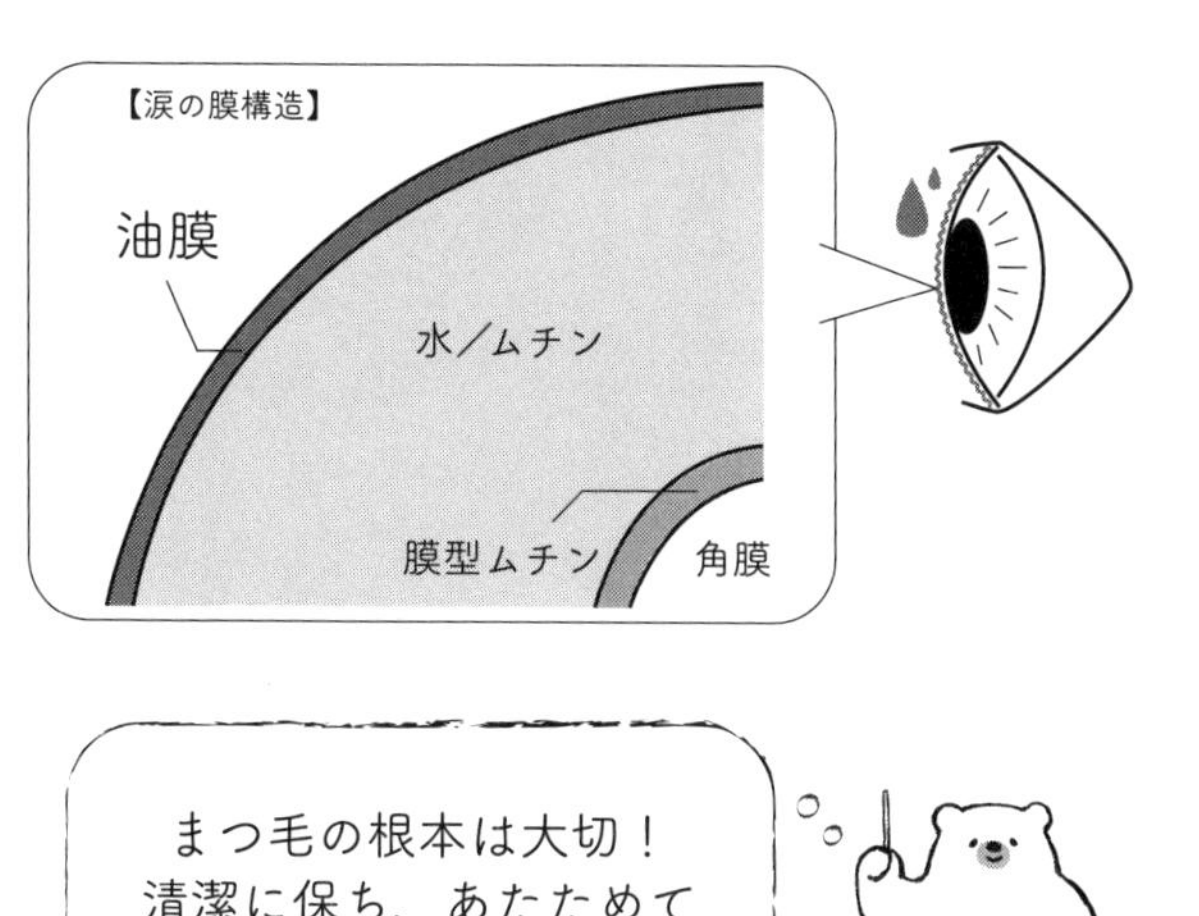
【涙の膜構造】
油膜
水／ムチン
膜型ムチン
角膜

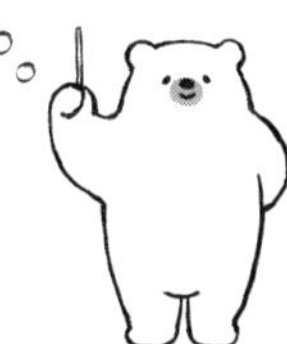
まつ毛の根本は大切！
清潔に保ち、あたためて
あげましょう

まつ毛の根本の洗浄ももちろんですが、**瞼を温めることでも油の分泌が良くなって、腺が詰まりにくくなります。**目を温めることは、血流が良くなり筋肉がほぐれて目の疲れの対策になると同時にドライアイの対策にもなるのです。

「まつ毛エクステ」の害

まつ毛にボリュームがあると目が大きく見えるため、まつ毛エクステンション（エクステ）をしている女性も多いと思います。

しかし、2015年の国民生活センターのアンケートでは、「過去1年間にまつ毛エクステンションの施術を受けたことのある10歳代～50歳代女性1000人」のうち、4人に1人が何らかの目の異変を感じていました。エクステによる相談件数は年々増加しています。

一番多い異変は、**目の痛みやゴロゴロする異物感**です。次に目や瞼の痒み、充血する症状の訴えが多いようです。実際の眼科診療でも、エクステが原因と思われる症状を訴えて来院される方は多い印象です。

エクステで人工のまつ毛をつける時に使用する接着剤（グルー）の主成分は、ほとんどが**「シアノアクリレート」**という成分です。**接着力も強いのですが、匂いや刺激が強く、瞼のかぶれや充血の原因になります。**

目の周りの皮膚は体の中で一番薄く、体の皮膚の厚さは平均2㎜なのに対して約0・6㎜しかありません。**少しの刺激でも症状が現れやすい**場所なのです。何度か使用しているうちに急にアレルギー反応が出て、瞼が赤く腫れて痒くなる場合もあります。

目に症状が出ていない方でも、せっかく付けたエクステが取れるのが怖くて、まつ毛の洗浄をきちんとしていない方が多いのではないでしょうか。

診察の時にスリットという機械（台に顎(あご)をのせて目に光を当てる、おなじみの検査です）で目を診察していると、たくさんのホコリや目やにがエクステをしたまつ毛についていることがあります。自分では美しくなっているつもりでも、実は汚れているというのはよくないですよね。見た目の美しさよりも清潔感が大切です。

また、エクステのやりすぎはよくありません。何度も繰り返すと、グルーの影響でまつ毛が弱って抜けてしまい、エクステをやめられなくなるという悪循環に陥ります。そしてエクステの毛の量を多くしすぎている方もいますが、**まつ毛が重すぎると眼瞼下垂（瞼が垂れ下がり視野が狭まる病気）の原因になります**し、ご自分が思っている以上に目の印象が不自然になります。

まつ毛美容液は大丈夫か

まつ毛美容液も目のトラブルの原因になる場合があります。国民生活センターによる2019年の発表では、2015年度以降の5年間でまつ毛美容液による目の腫れなどの危害が381件あったとされています。中には頭髪用の育毛剤が配合されているものも報告されています。

しかし、消費者はどれが安全なのかを確認するのは難しいのではないでしょうか。もしもまつげ美容液により目や瞼に症状が出た時はすぐに使用を中止して、症状の程度によっては皮膚科医や眼科医を受診しましょう。

細く短くなってしまったまつ毛には治療できる薬（グラッシュビスタ®）もありますので、気になる方は処方できる医師に相談してください。エクステをしているまつ毛でも使用は可能ですが、自由診療になります。約2・5か月分の処方薬で1万8000円前後の治療費です。

若くても目が老人！「スマホ老眼」

最近は本や雑誌、漫画も電子化してスマホやパソコンで読めるようになり、映画やドラマもゲームも、手元のスマートフォンでいつでも楽しめるようになりました。ずいぶん便利な世の中になったものです。

ところで、**常にスマートフォンの小さな画面を見続けているなかで、「急に遠くを見るとピントが合いにくい」という経験をしたことはないでしょうか？**

常に近くを見るのが普通になってしまうと、ピント調節機能がおかしくなり、急に遠くを見たときに見えにくくなる**「スマホ老眼」「スマホ目」**とよばれる症状が問題になっています。「老眼」というのは目の老化であるとP115で述べましたが、この症状は若い人にも多く見られるものです。

このような症状が若い方に出るというのは、目が限界を超えて悲鳴を上げているということに他なりません。ピントが合わないと感じたらすぐに目を使うことを止めてください。

一つ質問をします。**「あなたは普段、目を何時間使っていますか?」**

こう聞かれると、「パソコンの時間は8時間くらいかな」「テレビはあまり観ないしなあ」などと考えるのではないかと思います。

しかし、実は**日中に目を開けている時間は、常に目を使っている**のです。動画や文字を追っていなくても、何かを見ていることそれ自体が目を使っているということです。寝ている時間以外は全て、ともいえるでしょう。

しかも、現代はあらゆる場所に「見る」ものがあります。最近では、電車やタクシーの中に動画の広告が表示されることが多くなりました。静止画よりも動画のほうがより情報量が多く、画面の動きもあるため余計に目が疲れてしまいます。また、動画は光刺激で頭痛を起こす原因になることもあります。

スマホやタブレット端末などのデジタルデバイスは生活を良いものにしてくれたかもしれませんが、目にとっては良くないことだという認識が必要です。**「仕事で必要だから仕方ない」とあきらめないでいただきたいです。**

特に小さな子どもは、まだまだ目の機能が未発達なため、長時間目を使うこと、とりわけ近くを見ることは負担が大きく、斜視になる原因にもなりますので注意が必要です。

子どもの目の発達のためには、積み木やブロックなどのおもちゃ、ボール遊びをして、立体的なものを見る力や動体視力を鍛えることのほうが重要です。じっと同じ姿勢で見ていることは体の発達にもよくありません。

また、**スマートフォンを手にずっと持っていることで、手や手首、指への負担も大きくなります。**姿勢も、首がずっと前に傾いてしまいがちなので、頭痛や肩こりといった形で体への負担が現れます。首や肩のこりは眼精疲労にも関係します。**目への影響、体への影響どちらにとっても、手元で小さい画面を見続けるというのは推奨できません。**

また、繰り返しになりますが、40歳以上の方は見えにくいと感じたら老眼鏡の使用を検討してください。我慢して目を使い続けていても、眼精疲労になるだけで何もいいことはありません。

こまめにスマートフォンを置いて、目を閉じながらゆっくりと首や手首を回して、目も体もリフレッシュさせましょう。

目の使い過ぎで脳がSOS

目を使い過ぎると脳が疲労するのをご存じでしょうか？

人は情報の約8割を目からインプットしています。実際に見ている映像は、目に入ったあと、100万本の神経の束である視神経を介して脳に情報として送られています。当然その情報は脳で処理されますので、**長時間目を使っている＝視覚情報を多量に取り込むことは、脳も使っていることになるのです。**酷使された脳は、次第に疲労してしまいます。

脳が疲労しすぎると様々な体調不良の原因になります。集中力の低下、イライラ、うつ状態になるといった精神面にも影響します。当院の患者さんで、不眠と集中力が続かないと言っていた方が、目を休ませることで仕事の効率があ

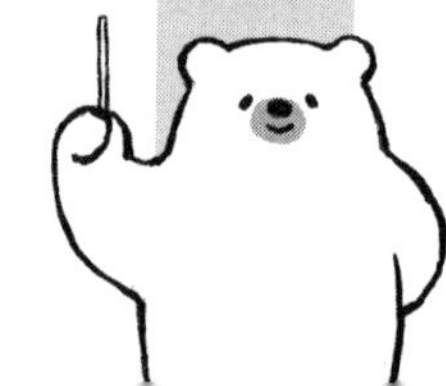

がった、気持ちが穏やかになり、職場での人間関係もよくなったという方がいらっしゃいました。

原因のわからない体調不良は、もしかしたら脳疲労も関係しているかもしれません。**「なんだか疲れた」と感じた時は、目を閉じて情報をセーブしてみてください。**

特に子どもの場合、大脳の発達の遅れに影響することが懸念されています。大脳は脳の80%を占め、感情、知識、感覚、記憶などをつかさどる大切な場所です。勉強をしなくてはいけない年代では、勉強以外のゲームやSNS情報、動画といったたくさんの情報が脳に入ることで、記憶力や思考力の発達に悪影響を及ぼし、学業に支障が出ることが考えられます。

目の発達、体の発達、脳の発達、いずれも子どもにとって重要なことです。まだ親が時間管理をできる年代のお子さんであれば、ぜひ、親御さんが目を使う時間を制限してください。そして、なぜそうしなければいけないのかということを、お子さんに説明してあげてください。いずれ成長したら自分で時間のコントロールをしなければいけなくなるからです。

これからは目を使う時間管理が上手な人が、豊かな人生を送れるようになるでしょう。

見えなくなると気力が低下する

綺麗な景色や花を見ることでリフレッシュできたり、大好きな人の笑顔で幸せを感じたり、目から入った情報で幸せになる「眼福（がんぷく）」という言葉があります。「目の保養」という言葉もありますね。見るということは心とつながっているのです。

人間は、情報の約8割を目から得ていて、見ることができているからこそ得られる情報がたくさんあります。当たり前に感じているこの「見る」という機能が衰えると、脳への刺激が減ることで幸せを感じにくくなり、やる気を失いがちになります。

特に高齢の方に多いのですが、見えなくなると脳に目からの情報がいかなくなることで、興味を持つことができずに何もしたくなくなり気力が低下します。やる気がなくなって家事がおろそかになっても、見えないのでホコリが溜まっていることに気づけません。また、見えないと運動を避けてしまい、体力低下や転びやすくなって骨折の危険が出てきます。

見えないことが高齢者のうつや認知症の原因になることもあるのです。

「なんだか日常における感覚が前と違うな」「何においてもやる気が出ないな」と感じることがあれば、視力低下が原因になっているかもしれません。視力低下も原因によっては治療をして、視力を取り戻すことが可能です。

視力が回復することで、歩きやすくなり、性格が明るくなり生活の質が向上した方を見てきました。車椅子がいらなくなって大変喜ばれていた方もいました。手術後、家がほこりだらけでびっくりしたり、自分の顔にシワがたくさんあるのを見つけて驚かれる方も少なくありません。

「見る」ことは生活を支え、人生を豊かにしています。目の症状が改善したら、体や心の調子も改善します。

ここまでいろいろと述べてきましたが、目を大切にすることの重要性をご理解いただけたでしょうか。人生100年時代です。いつまでも楽しい日々を送れるように、クリアな視界を保ち眼福で人生を幸せにしていきましょう。

第4章

目と自律神経の大事な関係性

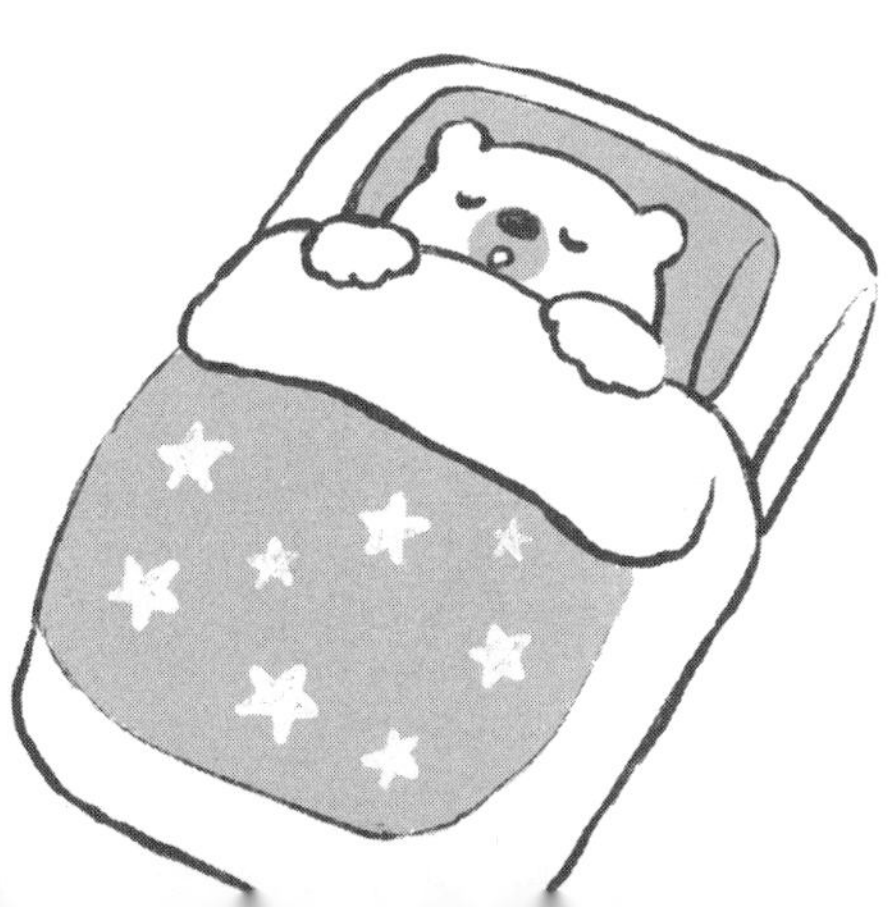

目と自律神経は密接に関わっている

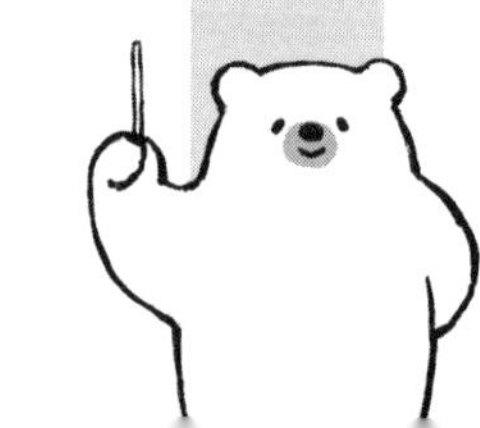

目と心と体の状態を整えるために重要なのが「自律神経」です。目と関係ないように感じられるかもしれませんが、自律神経と目の関係についてお話ししたいと思います。

自律神経とは、**生命を維持するために、24時間休むことなく様々な体の機能を働かせている大切な神経**です。「交感神経」と「副交感神経」の2つからなり、車でたとえると**交感神経はアクセルの役割、副交感神経はブレーキの役割**をして体をコントロールしています。時間帯や寒暖差などの外部の刺激、また不安や恐怖といった心の状態などにより、脳が指令を出して、どちらの神経がより優位に働くかが決まります。

例えば急に驚かされた時は、心臓がドキドキしますよね。恐怖を感じると、脳が交感神経を働かせて心臓の鼓動が早まります。反対にリラックスしている時は、副交感神経が働いてゆっくりとした鼓動になります。

この神経は自動調節で働くので自分の意思で働かせることができません。「心臓よ、止まれ！」と念じても止まりませんよね。

自律神経が乱れると出る症状は？

自律神経は、シーソーのように交感神経と副交感神経があちらこちらに傾いて働いています。この**シーソーが一方だけにずっと傾いている状態が、自律神経の働きが乱れているということ**です。交感神経と副交感神経のバランスが乱れている人は、その影響で体調が乱れてしまいます。

体に現れる症状としては、頭痛、便秘、胃もたれ、肩こり、肌あれ、多汗、息苦しさ、食欲低下、めまい、気圧による体調不良などが、また精神的な症状だと、気力低下、緊張感、不安感、孤独感、イライラ、傷つきやすい、音に敏感、自殺願望、憂鬱、悪夢を見るなどが挙げられます。

目に現れる症状

一般的には「メンタルの不調が自律神経の不調を呼び、それが身体に現れる」といわれ、メンタルの改善のみがうたわれることが多いですが、**身体の不調が自律神経を乱し、それがメンタルに悪影響を与える場合もあります。**メンタルだけでなく、身体のケアもしなければ、根本的な解決にはなりません。

そのときに大事なのは、「目」です。自律神経が目にも関連していることは、あまり知られていません。自律神経の乱れによって目に現れる症状では、目の疲れ、かすみ目、目の奥の痛み、ドライアイ、視力の変動、涙目、異物感、瞼

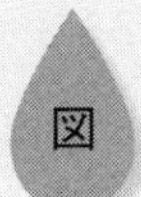

図 自律神経の役割と症状

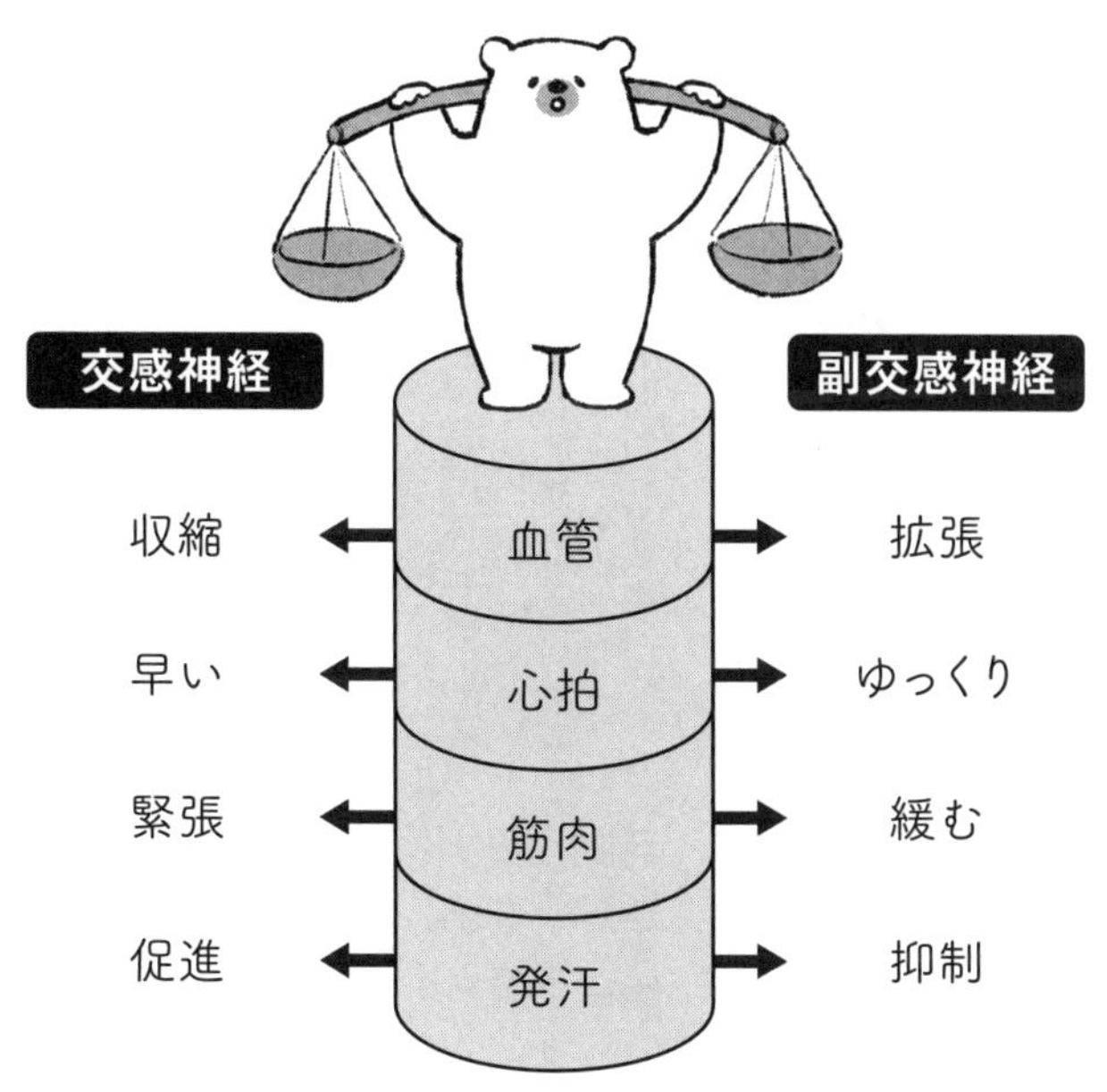

身体的な症状	頭痛、便秘、胃もたれ、耳鳴り、下痢、首こり、肩こり、手足のだるさ、肌あれ、じんましん、多汗、動悸、息苦しさ、息切れ、冷え性、食欲低下、吐き気、めまい、しびれ、慢性疲労、気圧による体調不良　など
精神的な症状	気力低下、緊張感、不安感、孤独感、喪失感、焦燥感、恐怖感、イライラ、くよくよ、オドオド、短気、神経質、傷つきやすい、音に敏感、自殺願望、気持ちが暗い、憂鬱、不幸、惨め、悪夢を見る　など
目の症状	目の疲れ、かすみ目、目の奥の痛み、ドライアイ、視力の変動、涙目、異物感、瞼の痙攣、瞼が重くなる　など

の痙攣（けいれん）、瞼が重くなるといったものがあります。この**症状の数が、多ければ多いほど自律神経が乱れているの**です。

近くを見ると自律神経が乱れる

目と自律神経が一番関係しているのは、近くを見ているときです。

近くを見るときは、焦点を合わせるために毛様体筋が緊張して収縮することで水晶体の厚みを厚くしますが、この**毛様体筋の緊張には副交感神経が関わっています**。また、近くを見る時に瞳（瞳孔）が小さくなるのも、**副交感神経が優位になることで瞳孔括約筋が収縮する**ことによります。

しかし、近くを見るときは、何かしらの活動、特に仕事をしているときであることが多いと思います。仕事をしているときというのは**戦闘モード、つまり交感神経が活発になりたい状態**、あるいは活発になって緊張・興奮している状

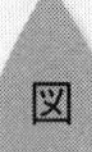

近くを見るときの目の働きと自律神経

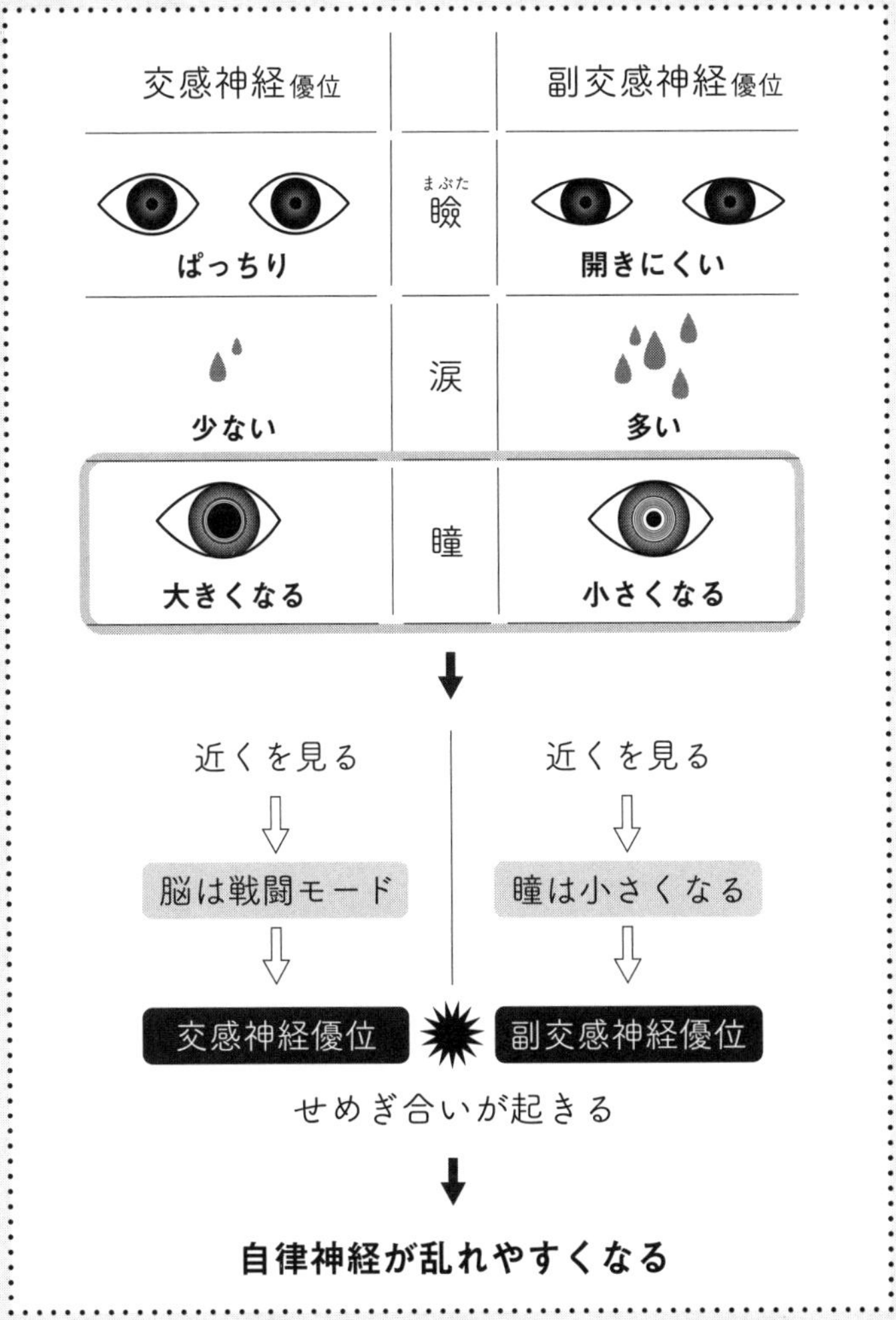

交感神経優位		副交感神経優位
ぱっちり	瞼(まぶた)	**開きにくい**
少ない	涙	**多い**
大きくなる	瞳	**小さくなる**

↓

近くを見る	近くを見る
⇩	⇩
脳は戦闘モード	瞳は小さくなる
⇩	⇩
交感神経優位	副交感神経優位

せめぎ合いが起きる

↓

自律神経が乱れやすくなる

態です。

すると、**近くを見るために活発になる副交感神経と、仕事のために活発になる交感神経がせめぎ合ってしまう**のです。この状態になると自律神経を乱しやすくなります。

また、1日の中でも、交感神経と副交感神経が活発になる時間帯が違います。午前中は交感神経が、**午後になると副交感神経が高まります。** 本来、近くを見るという行為は副交感が優位になる夕方から夜にかけての時間が適しているのに、スマホやパソコンの普及によって1日中近くを見てしまい、自律神経を乱す原因になっているのです。

目に入れる光の「量」と「タイミング」

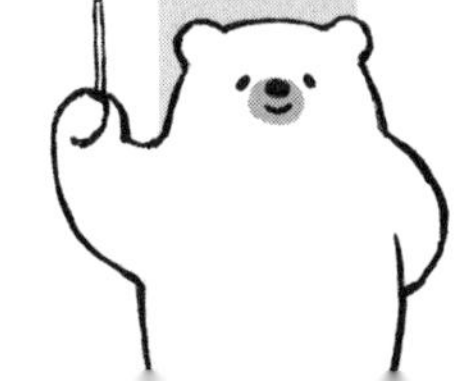

自律神経と目の観点から、もうひとつ重要なのは「光」です。
人間の目は、明るいところと暗いところで変化します。明るいところにいると、光の量を絞るために瞳孔は小さくなり、暗いところでは光を多く取り入れるために瞳孔が大きく開きます。また、明るすぎる光は脳への刺激となって頭痛の原因にもなります。

現代人が気を付けるべき光は、液晶画面からのものです。パソコンやスマホの画面が明るすぎると、その刺激で瞳孔がより小さくなってしまいます。前項で「近くを見るときは瞳孔が小さくなる」と述べましたが、**モニターの明るい画面を見ることでも瞳が小さくなるので、副交感神経がより刺激される**のです。

また、外からの直射日光が強すぎることも画面が見づらくなる原因となりますので、窓からの光はカーテンなどで眩しさを感じない程度に調整してください。**環境に応じて画面の光を調整するようにしましょう。**最近はモニターの照度を最適に自動変換してくれるものも発売されていますので、自己判断が難しい場合はそれらを活用するのもいいですね。

太陽光は、紫外線、可視光線、赤外線と様々な種類の光からなりますが、**特に注意したいのがやはり紫外線**です。

紫外線は目の角膜や水晶体に届き、**炎症や白内障の原因になる**のです。紫外線がお肌の敵と言われるようになって久しいですが、目にとってもあまり良いものとはいえません。メガネやコンタクトレンズに紫外線カットの機能がついているのはこういうわけです。

可視光線は私たちの目に届いている光で、波長の長さに応じて7色に分かれていますが、その中で注意しないといけないのは**ブルーライト**です。最近よく耳にするので、知っている方も多いでしょう。これはエネルギーの強い青い光で、スマホやパソコンからも出ています。ゆえに、眼精疲労などの目の病気の原因になるのではないかと懸念されていました。

目の奥にある網膜にまで光が届いてしまうのは事実ですが、最新の論文では、**目への影響は心配しなくてよい**という結論になっています。

ただし、注意しないといけない点があります。夜にこの光を浴びると**体内時計が狂い、不眠症や体調不良につながります**。

なぜかというと、私たちは目から入る光の量によって体内時計をコントロールしているからです。人間の体内時計は1日を25時間と感じるようになっているのですが（これをフリーランリズムといいます）、これを**地球の1日である24時間に補正するという重要な役割を果たすのが光の量です**。朝に太陽の光を浴びて明るいと感じ、夜は日が沈んで暗いと感じることを脳に伝えて体内リズムを作っています。朝になると交感神経が優位になり血圧を上げ、夜になると副交感神経が優位になり身体がリラックスするという自律神経の働きがあるため、体内リズムが整っていれば自律神経が整っていることにもなります。

反対に言えば、体内リズムの乱れは自律神経を乱す原因になるということです。夜はブルーライトを発する液晶画面からの光を避け、朝は太陽の光を浴びることが重要です。さっそく今日からやってみてください。

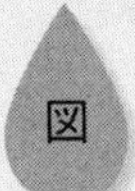

図　光の種類と目への影響

光の種類

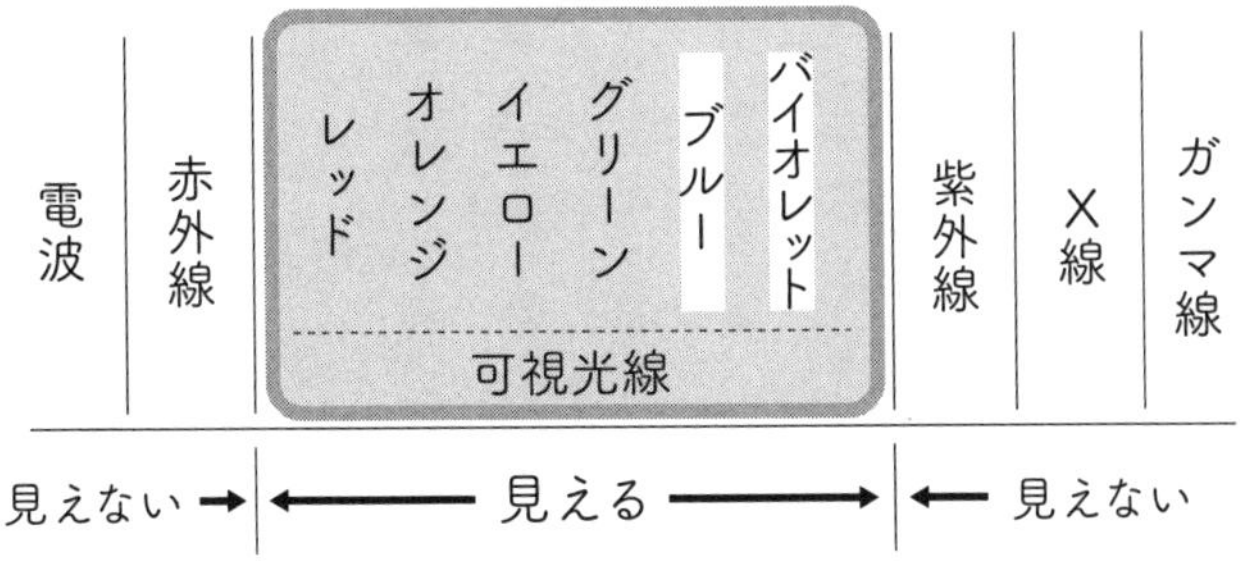

電波	赤外線	レッド	オレンジ	イエロー	グリーン	ブルー	バイオレット	紫外線	X線	ガンマ線
		可視光線								
見えない		見える						見えない		

光はどこまで届く？

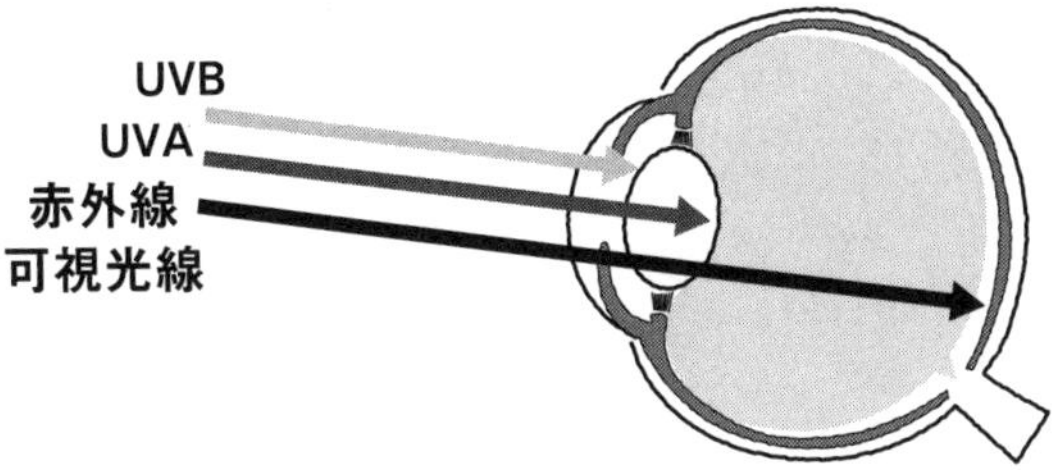

UVB
UVA
赤外線
可視光線

紫外線（UVA・UVB）⇨角膜・水晶体に届き、目の炎症や白内障の原因になる

ブルーライト⇨網膜まで届き、体内時計が狂う原因になる

ドライアイと自律神経

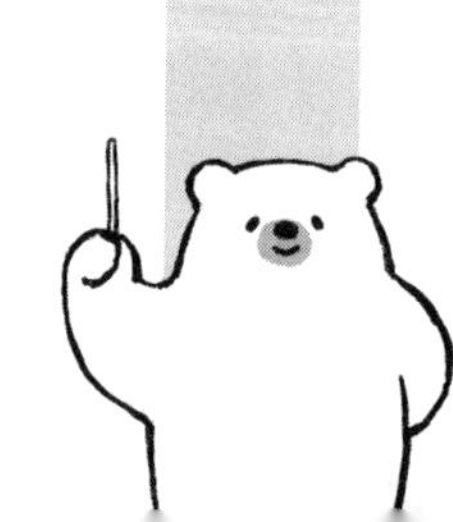

目の疲れや乾き、異物感を感じる場合、もしかしたら「ドライアイ」という病気になっているかもしれません。

涙の量や質が悪くなることで、様々な症状が出る目の病気がドライアイです。ドライアイは「目が乾くだけ」と思われていますが、目の疲れや痛み、光が眩しい、見えづらい、目が充血する、目やにが出る、イライラするなどその症状は多岐にわたります。光が眩しいと感じる理由は、ドライアイになると黒目（角膜）の表面がでこぼこになり、光が散乱してしまうことによります。

また、ドライアイの目の痛みや不快感が原因で自律神経のバランスを崩して、イライラするなど精神的に不安定になる事もあるのです。

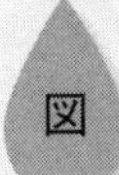

涙の分泌は自律神経に左右される

ドライアイで現れる症状例

目のかすみ

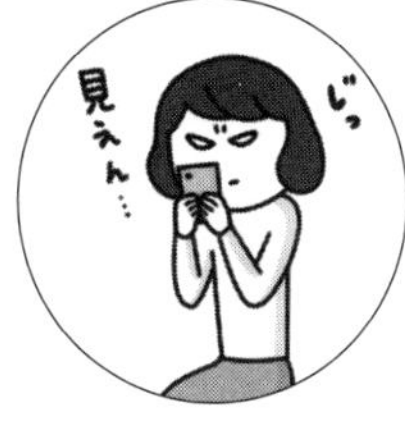

光が眩しい

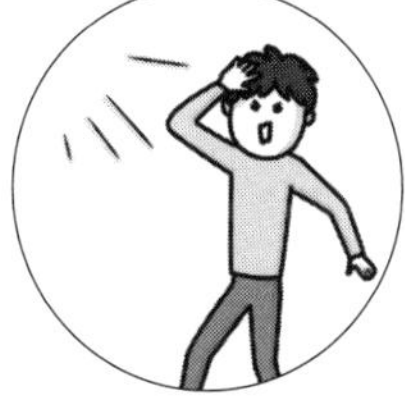

目の異物感

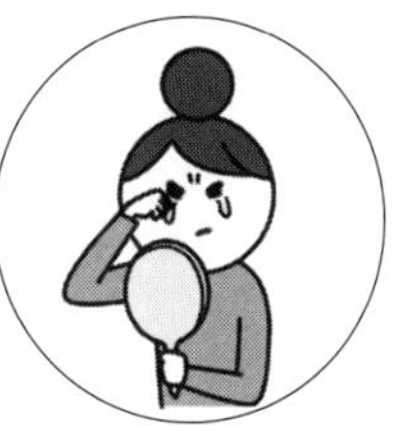

涙の分泌が減る原因

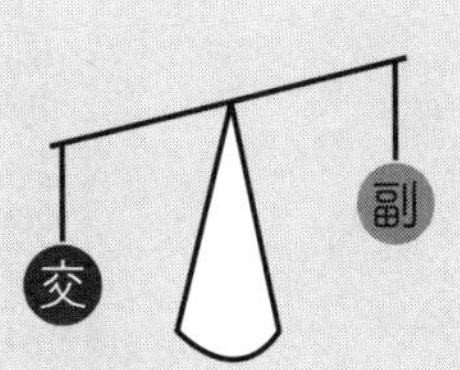

交感神経が優位

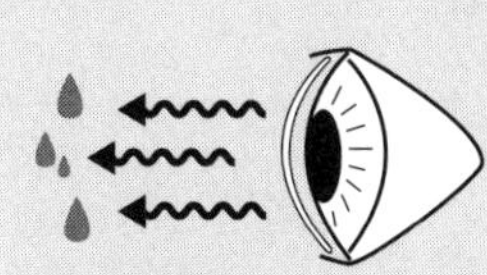

コンタクトレンズから蒸発

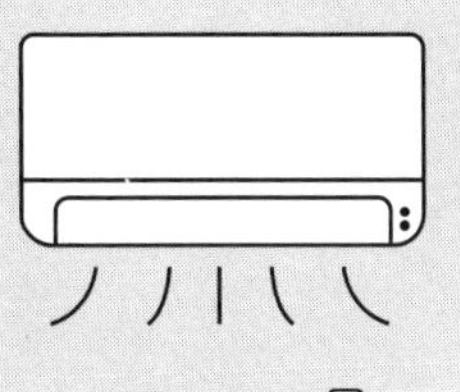

エアコンの風

パソコン作業による瞬きの減少

反対に、**自律神経が乱れると涙の分泌にも影響してドライアイになる**という悪循環が生じます。涙の分泌量は副交感神経が働くほうが多くなりますので、**交感神経が優位になりすぎていると目が乾きやすくなります。**

ですから、ドライアイを治療する事は自律神経を整える事になり、自律神経を整える事はドライアイの治療になるのです。

ドライアイの原因には、自律神経の乱れ以外に「環境」があります。**コンタクトレンズ、エアコン、パソコン**が三大要因といえるでしょう。コンタクトレンズが眼表面の涙を吸収し、レンズの表面から蒸発することで涙をより少なくする原因になり、エアコンの風で目が乾き、パソコンの画面に集中することで瞬（まばた）きが減り、目が乾燥してしまいます。

その他にも加齢や病気、薬の副作用によってドライアイが引き起こされますが、現時点で症状に心当たりがある方は眼科を受診して点眼治療をしていきましょう。繰り返しになりますが、目の治療は体調の改善にもつながります。

花粉症対策をしよう

花粉症は日本人の国民病といわれ、主な原因となっているスギ花粉症の方は、地域によって差はありますが日本人の20～50%に及ぶとされています。年々増加傾向にあるので、この数字はまた数年で変わってくるでしょう。

花粉症の方は嫌というほど感じているでしょうが、花粉症の**目の三大症状は、痒(かゆ)み、充血、流涙**です。その他、目やにで目がかすんだり、鼻水・鼻づまり・くしゃみといった鼻の三大症状、頭痛や喉の痛み、食欲低下、皮膚の痒みや体がだるいなど様々な症状が出ます。**自律神経が乱れる原因にもなり、免疫力も低下します**。集中力が損なわれることで仕事や勉強の効率が落ち、結果としてパソコンなどを使う時間が増えて眼精疲労につながります。

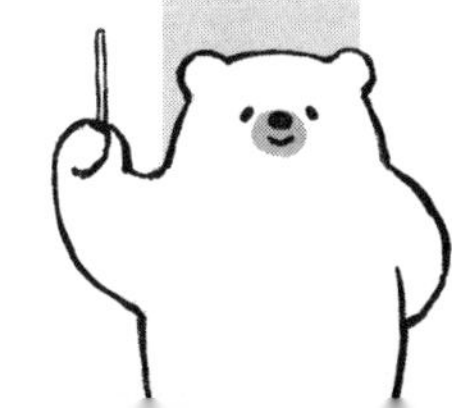

目とは一見関係がなさそうと思われるかもしれませんが、**自律神経を整えるという点で、花粉症の症状をおろそかにはできない**のです。

私自身も花粉症なので、万全の態勢で花粉症対策をしています。

その方法は、**初期療法**と**花粉に負けない体作り**です。

初期療法とは、**花粉が飛び始める２週間前から**点眼や点鼻、抗アレルギー薬を飲むことでアレルギー症状が軽くなり、発症時期を遅らせることができるというものです。本格的に花粉が飛散する２週間ほど前から治療を開始するのが重要です。地域によって飛散開始時期は異なりますので、**１月になったらそろそろ花粉情報を調べてみましょう**。また、アレルギーが出ない体に導く薬（舌下免疫療法）や注射（ヒスタグロビン注射）を用いた根幹治療という方法もあります。

症状を悪化させない最も重要なポイントは、**そもそも「花粉を吸いこまない」こと**ですので、マスクやサングラス、帽子などで体に取り入れないようにすることも大切です。今は花粉症になっていない方でも、いつ花粉症が発症してもおかしくありません。**症状のあるなしにかかわらず、**スギ花粉が飛散する2月からヒノキ花粉が飛び終わる5月上旬までの時期は、外出時のマスクや洗濯物の室内干しなどの対策をとりましょう。

また、花粉症に負けない体作りも大切です。**睡眠をしっかりとって、免疫力を高めるビタミンD、鉄や亜鉛を積極的にとりましょう。**

また、アレルギーに関係している腸内環境を整えたり、生活リズムを見直して、自律神経を乱さないようにするのも大切ですよ。

第5章

症状から見る目への適切なケア

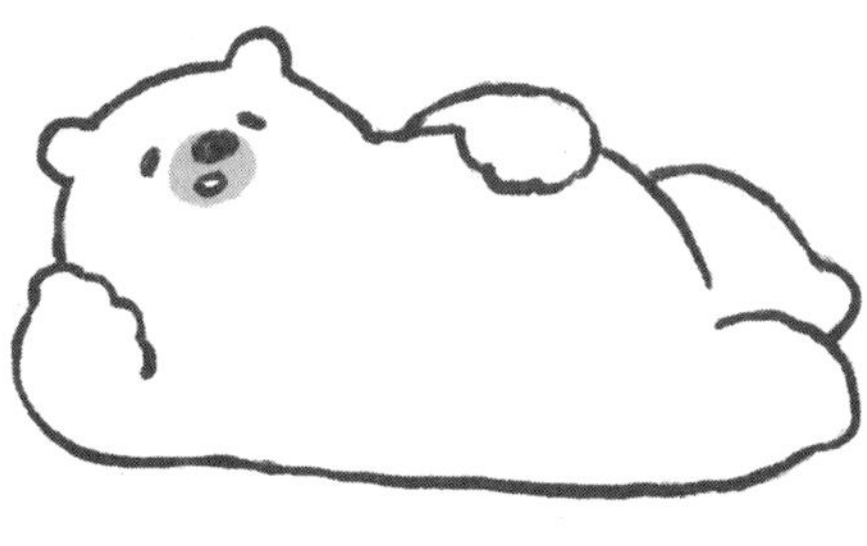

目がゴロゴロする

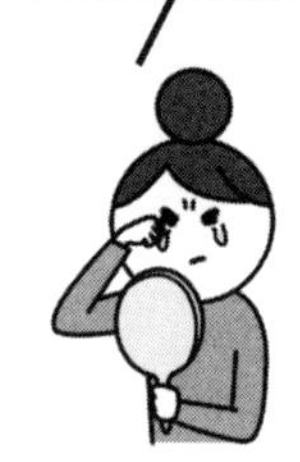

①ゴミが入っていないかをチェックしましょう。

「目がゴロゴロするな……」と感じたとき、**真っ先に確認したいのは、目にゴミが入っていないかどうか**です。ゴミが入っていたら、綿棒かティッシュでそっと取り除きましょう。洗い流したい場合は、水道水か点眼液を使ってください。

カップ型の洗眼液は衛生的ではありませんので、目のホコリ、花粉などを洗い流す目的で販売されている点眼型洗眼薬をお勧めします。ゴミが見当たらなくてもほこり、黄砂や花粉などが心配であれば洗眼してみてください。

なお、**異物感があるときは、目を強くつむらないでください**。ドライアイによる異物感であれば涙が出て改善するかもしれませんが、本当に異物が入っていたらかえって悪化してしまいます。

自分で洗眼しても異物が取れない場合や自己処置をしても目の痛みが続くようなら、眼科を受診しましょう。

②逆さまつ毛はありませんか？

まつ毛が1本でも目に触ると、ゴロゴロ、チクチクと感じます。特に**黒目（角膜）は痛みに敏感にできている**ので、少しでも何かが触ると異物感を感じてしまいます。1本逆さにはねている程度なら、ビューラーなどでまつ毛の向きを変えてみましょう。逆さまつ毛が細すぎて自分で取れない場合は眼科医にとってもらってください。

しかし、逆さまつ毛の程度がひどく、何度も角膜に炎症や感染を起こす場合や、まつ毛全てが内側を向いている方は**手術をして改善する必要があります。**

③コンタクトレンズのトラブルはありませんか？

コンタクトをしていて、「ゴロゴロする」という悩みを持つ方は多いです。

もしかしたら、**レンズが変形しているかもしれません。**コンタクトレンズはこすり洗いをする時に指に力が入りすぎたり、洗浄ケースにはさまってしまうと歪むこともあります。レンズトラブルが原因かもしれないと思ったら、使用期間にかかわらず、もったいなくても新品のレンズに取り換えてください。

また、**コンタクトレンズの汚れがとれていない**とゴロゴロ感が出て、アレルギーや感染症の危険が高まります。コンタクトレンズには、ほこりや化粧品といった外的な汚れ以外にも**涙や目やにのタンパク質・脂質が吸着します**。1日使い捨てでないなら、正しい方法で洗浄していないとトラブルの元です。

消毒、洗浄、保存まで1つの液でまかなえるソフトコンタクトレンズ用の洗浄液を使用している方が多いのですが、**レンズの表と裏を各30回、きちんとこすり洗いができていますか?** 面倒に感じて数回しか、またはほとんどこすり洗いしていないのではないでしょうか。これでは、レンズに汚れがついたままで全く綺麗になっていません。そのようなレンズを使い続けるとアレルギー性結膜炎や感染症になってしまいます。

様々な種類の洗浄液が市販されていますが、**私はポビドンヨードでの消毒方法をお勧めします**。この消毒成分はイソジン®のうがい薬に用いられていることで有名です。優れた消毒力と酵素による高い洗浄力で安心できます。ソフトレンズ用とハードレンズ用があって、洗浄力もさることながら浸け置きタイプなので手間がかからないのも良い点です。

泡がぶくぶくと出る過酸化水素で消毒するタイプの商品も、ソフトレンズ用ケアの方法の中では簡単ですが、中和せずに洗浄液を目に入れてしまい、目が痛くなり充血してあわてて眼科を受診する方が実際にいらっしゃいます。ポビドンヨードではそのような事故の心配はないのですが、**ヨウ素に対してアレルギーがある方や甲状腺疾患の方は使用できない**ので注意してください。

④目に傷があるかもしれません。

傷といってもその程度は様々で、見えないけど眼球に傷がついているかもしれません。コンタクトレンズを装用している方は、しばらく眼鏡で過ごしてください。コンタクトレンズを使用していなくても、ドライアイで目が乾燥しがちだと、目に傷がついてゴロゴロします。

対応として、**まずは充分な睡眠をとりましょう**。角膜には自分で傷を修復する力がありますので、目を閉じているほうが傷の治りも早くなります。市販の点眼液であれば、処方薬と同じ成分が同濃度入っている点眼液「ヒアレイン®S」や防腐剤が入っていない人工涙液を1日4〜6回ほど使用してみてください。

それでも目がゴロゴロする違和感が**2日以上続く**ようでしたら、早めに眼科医に相談しましょう。充血や目やになどの症状がある場合は、感染症を起こしているかもしれません。ドライアイ、結膜炎などの目の病気がないかを診てもらいましょう。

⑤瞼の整形手術を行った経験はありますか？

二重(ふたえ)にするために糸で瞼を縫う埋没法という手術を行うと、まれに縫った糸が緩んだり切れたりして瞼の裏側に糸が飛び出し、目がゴロゴロすることがあります。心配な場合は、手術をした医師に相談しましょう。

充血している

①痒みがあればアレルギー性結膜炎の可能性あり。

充血というのは、何らかの原因で**白目の表面の血管が拡張して**、赤く見える状態をいいます。

原因としては、花粉、ダニやハウスダスト、黄砂やPM2・5などの大気汚染物質、コンタクトレンズの汚れ、食物アレルギーなどが考えられます。

痒みが繰り返し生じる場合はアレルギー性結膜炎が考えられますので、血液検査をして自分のアレルギーの原因を知ることが大切です。原因を知れば原因となるものを除去したり、回避するセルフケアで症状を軽減したり予防することができます。例えばダニ、ハウスダストが原因であれば、掃除の時はマスクやゴーグルをする、カーペットを撤去する、防ダニの布団にしたり布団乾燥機を使用するなどの対策をとって症状の発生を防ぎます。

充血への対症療法としては、**目を冷やしましょう**。体がポカポカすると目の痒みや充血が目立ちますので、冷たいタオルなどで目を冷やすと落ち着きます。痒みが続く場合は我慢せずに、眼科を受診して点眼液で治療をしましょう。

②充血ではなく「出血」の可能性も。

白目が赤くなったとき、**血管が走っている様子が見えず全体的に赤い場合は出血している**ことがあります。結膜下出血という状態で、何らかの原因で白目の血管が切れてしまったときに起こります。白目が真っ赤になるので見た目が派手でびっくりしますが、本人には自覚症状がほとんどありません。**診察をして問題がなければ、基本的には自然回復を待ちます**。治療法としては、充血とは反対に目を温めるしかありません。出血なのか充血なのか自己判断が難しい場合は、眼科を受診してください。

③痒みがなく目やにを伴えば、感染症を疑います。

充血と目やにが主な症状の場合、**細菌やウイルスによる伝染性の結膜炎**を疑いましょう。

風邪をひいて体力が低下した人や、免疫力が低い高齢者、赤ちゃんは細菌性の結膜炎になりやすいです。特に充血と目やにが特徴のウイルス性結膜炎は伝染性なので、お子さんがこの結膜炎にかかった場合は治るまで学校や保育園、幼稚園を休まなくてはいけなくなります。家族間でうつる場合もありますが、**潜**

伏期間が１週間から２週間と長いため、誰からうつったのかが不明な場合のほうが多いです。

充血、目やにの症状が１日以上続く場合は、眼科を受診してください。周囲の人にうつさないために**目やにが出た場合は、タオルやハンカチではなくティッシュでふきとって、誰にもさわられないようにすぐに捨ててください。**その後は、手洗いもしてくださいね。

④コンタクトレンズのトラブルはありませんか？

コンタクトレンズを長時間装用し、**角膜に酸素が不足したことによる充血**も考えられます。ほかにコンタクトレンズのサイズが合っていない、目に傷がついている、感染症やアレルギー、炎症を起こしていることも考えられます。すぐにレンズをはずして眼鏡で過ごして様子を見ましょう。

⑤目の病気による充血もあります。

深刻なものとして、**眼圧（目を球状に保つ圧力）が高い場合や、虹彩炎（こうさいえん）、ブドウ膜炎といった目の病気によっても充血することがあります。**かすんで見えたり、痛みを伴う場合がありますが、充血だけでもそれらの病気が考えられます。

眼圧が極端に高い場合は、頭痛や吐き気が出て、場合によっては失明してしまう危険もあります。眼圧検査や視力検査などは眼科でしかできませんので、日頃から眼科のかかりつけ医がいれば安心です。

目が乾く

①季節による影響があります。

冬は空気が乾燥しているため、**とにかく目の乾燥が悪化します**。まずは室内環境を見直して、湿度が低いようなら加湿器などを導入しましょう。高すぎてもカビやダニが繁殖しやすくなるので、湿度は50%を目安にしましょう。

また、夏でも扇風機やエアコンの風が目に直接当たると乾いてしまいます。**風向きを調節**して、それでも改善しなければ眼鏡をかけてみてください。風が入りにくい構造の花粉ガード用を使うと良いですよ。

②瞬きの回数が少なくありませんか？

瞬きをすることで、涙が目全体を覆い潤してくれています。ですから乾きを感じたら、**まず瞬きを多くしてみましょう。**瞬きの頻度は、通常1分間に20～30回ほどですが、パソコン作業などで集中すると瞬きの回数が約3分の1に減ってしまいます。意識して瞬きするだけでも乾き方が違ってきます。

③コンタクトレンズを見直してみましょう。

コンタクトレンズは黒目（角膜）への涙の供給を阻害するので、**目に入れているだけでドライアイの原因になります。**乾きがひどい場合は眼鏡が一番良いのですが、コンタクトレンズを継続したい場合はレンズの種類やサイズ、メーカーを変えてみましょう。どのレンズが自分にとって一番快適なのかを、眼科医と相談して探してみるのをお勧めします。特に、ソフトコンタクトレンズは素材が大切です。乾きにくく、角膜への酸素供給も高いシリコーンハイドロゲルでできているソフトコンタクトレンズを選ぶようにしましょう。

④目を温めてみましょう。

瞼には、涙の一番表面にある油を分泌するマイボーム腺という場所があります。**瞼を温めるとマイボーム腺からの油の分泌が良くなり、涙の質が安定します。**

ホットタオルやホットアイマスクなどを活用してみましょう。

血流が良くなると眼精疲労にも効果があるので、一石二鳥の方法です。

（→目を温めることについては第2章へ）

⑤つらい乾きには人工涙液も試してみましょう。

人口涙液を点眼することで、涙の役割をはたします。防腐剤の入っていないものを選びましょう。

しかし点眼のやりすぎはかえってドライアイを招きますので、1日4～6回までの点眼にとどめてください。**それ以上に点眼しないと乾きが治らない場合は、眼科医のもとでドライアイの治療を開始したほうが良い**でしょう。涙の質を向上させたり、角膜の傷を修復する治療用の点眼液があります。

ドライアイの患者さんの数はとても多いのですが、軽度の方はあまり自覚症状がないため簡単なセルフメンテナンスしかしていないと言われています。**ドライアイはれっきとした目の病気です。**ぜひ、眼科医に相談して、自分の目がドライアイになっていないかをチェックしてもらいましょう。

⑥サプリメントの助けも借りてみて。

ドライアイを改善するための、「WB2000」という乳酸菌のサプリメントがあります。ドライアイの症状を緩和させたり、涙の分泌減少を抑える効果が期待できます。善玉菌なので整腸作用もあり、目の輝きが増して、しわも改善されたというデータも報告されていて[8]、女性にとっては嬉しい効果です。

目が疲れる

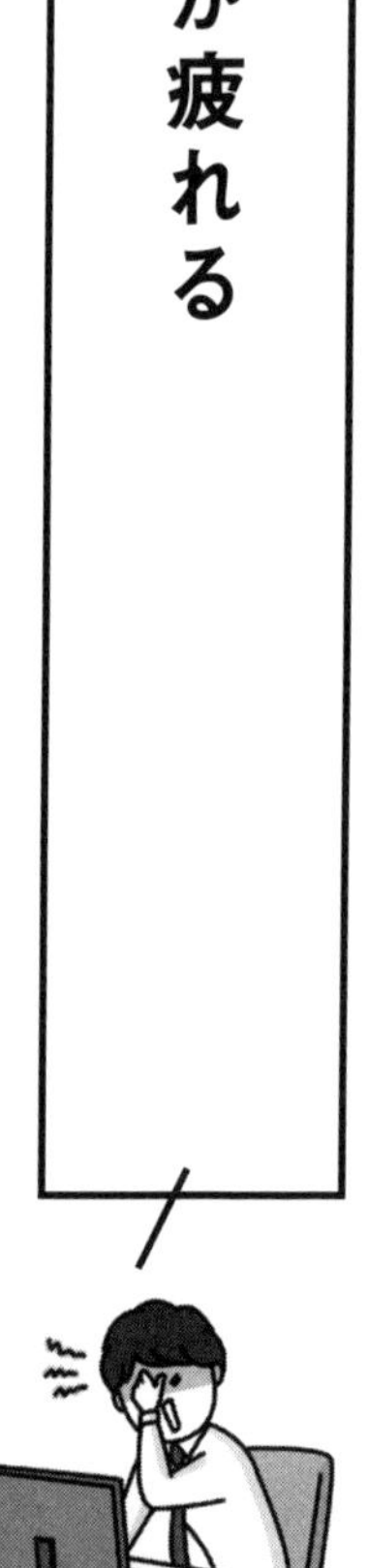

①目の休憩を意識してみましょう。

どんなに良い目でも、長時間使い続けたら目が疲れるのは当然です。**1時間毎に15分の休憩をとりましょう。**その時間がとれない場合は、短いサイクルで頻繁に短時間でも目を休ませてみてください。究極は、5秒でも良いのです。

まずは目を閉じ、ゆっくりと深呼吸もしてください。深呼吸の作用で副交感神経を刺激してリラックス効果も期待できます。ぼんやりと遠くを見て目の筋肉を休ませながら、窓からの木々の緑色を見られたら心の休息としても最高ですね。

②眼鏡やコンタクトレンズの度数は適切ですか？

度数が合っていない眼鏡やコンタクトレンズを使っていると、**無理をしてしまうので目の疲れの原因になります。**裸眼で見えづらいという方も同様です。

眼鏡などを作る際は、眼鏡店ではなく眼科で目の診察と、眼鏡の処方箋を書いてもらいましょう。特に40歳以上の方は老眼で眼鏡が必要になってきますし、目の病気が出やすくなる年齢です。目の疲れの原因がドライアイや斜視などの目の病気であることも考えられますので、目を診てもらうのは大切です。

③光の調整もしてみましょう。

強い光の刺激は目の疲れの原因になります。暗すぎても見えにくくなるので、どのくらいの光がちょうど良いのか、調整してみましょう。部屋に直射日光が入るならカーテンやブラインドをつけたり、照明が暗いと感じたら電球のワット数を変更してみましょう。スマホやパソコンの画面の明るさも調整する以外に、画面の大きさや文字の大きさも調整すると目が疲れにくくなりますよ。

④目の血流を良くしましょう。

目の疲れは、**目の周りにある筋肉の疲れ**でもあります。たくさん歩いた日に温かいお風呂に浸かって足をマッサージしてあげるように、目も温めて血流を良くして、栄養を送ってあげると疲れがとれます。

電子レンジで温めたホットタオルや、市販されている商品を活用してみてください。ただし、充血しているときは温めずに冷やしてくださいね。

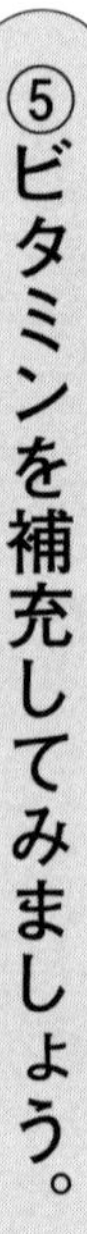

⑤ビタミンを補充してみましょう。

目に必要な栄養素は様々ありますが、目の疲れに効くのはビタミンの中でも**特にビタミンB郡**です。点眼液にもビタミンBが入った目の疲れ用のものがありますが、肉や緑黄色野菜をしっかり食べ、時にはサプリメントも服用して日頃からビタミンを摂取することが大切です。

⑥睡眠はしっかりとれていますか？

体の疲れが目の疲れを、反対に目の疲れが体の疲れを引き起こすこともあります。目の疲れを感じたら、最低7時間以上は寝るようにしましょう。忙しくて帰宅が遅くなってしまう方も、家事や入浴の時間を10分でもいいので短縮して、その分睡眠にあててください。**起きてリラックスするよりも寝る！** これが回復への近道です。目を休めても回復しない場合は眼精疲労という目の病気ですので、目の疲れがひどい場合は、眼科を受診しましょう。

目が見えにくい

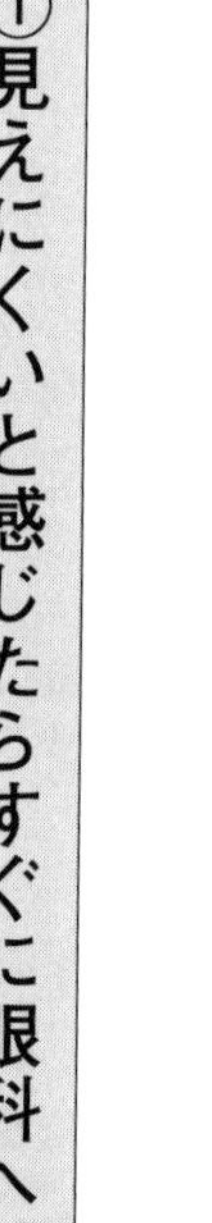

①見えにくいと感じたらすぐに眼科へ。

「見えにくい」という症状には、病気が隠れている可能性が高いです。自己判断せずに、まずは眼科を受診しましょう。

「見えにくい」にもいろいろあります。片目で見えにくいのか、両目で見えにくいのか。霞んで見えないのか、何かが邪魔して見えにくいのか、歪んで見えるのか。また、1日のうちに症状の変動があるかどうか。

視力低下の原因になる病気は白内障や網膜剥離、眼底出血などたくさんありますので、どのように見えにくいのかを眼科医に伝えると病気の判断の手助けになります。診察の結果、目に病気がなく眼鏡やコンタクトレンズの度数の問題ということもありますが、その場合は適切な度数の眼鏡等を処方できますので、いずれにしても眼科を受診しましょう。

②近くが見えにくいなら「スマホ老眼」かも。

見えにくいのは、近くでしょうか？　遠くでしょうか？

近くの場合、**老眼**か**ピント調節の障害**の可能性があります。若い年代でも、スマホの長時間の使用によって老眼のような症状がおきる「スマホ老眼」という方が増えています。

そのときは近くを見る時間を1日2時間以内に制限してください。仕事などでどうしても制限ができないのであれば、できるだけ目をこまめに休ませるなどの対応をとってみましょう。それでも症状が治らない場合は眼科医に相談してください。老眼鏡は約2年で度数が合わなくなっていきますので、面倒がらずにそのつど新調していきましょう。レンズのみの交換もできます。

老眼は残念ながら60歳頃まで進行します。距離に合わせて眼鏡を掛け替える習慣をつけると目が疲れにくくなりますので、ぜひ積極的に使用してください。

補足：視力が落ちる代表的な目の病気

■白内障

目の中のレンズが濁って硬くなり、見えにくくなる病気です。主な原因は**加齢**です。しかしアトピー性皮膚炎やステロイドの使用、外傷や目の手術で、年齢が若くても白内障になる可能性もあります。また糖尿病の方は、血糖値のコントロール不良があると白内障の発症が早くなります。

白内障の進行に影響するのは、**「紫外線」「糖化」「酸化」**の3つです。

紫外線を目に入れないようにサングラスや眼鏡、帽子や日傘を活用しましょう。また、体内の糖化と酸化は老化に影響するので、予防のために抗糖化、抗酸化サプリメントを積極的にとったり、緑黄色野菜を積極的に食べましょう。クリニックでは、ルテインやヒシ果皮ポリフェノールが含有されている、抗糖化・抗酸化の両方の作用があるサプリメントをお勧めしています。

点眼治療としては眼科医が処方する白内障の進行予防の点眼液があります。点眼治療で経過を見ても視力が出にくい場合は手術になりますが、片目15分程度の日帰り手術が主流です。

■緑内障

眼圧の影響で視神経が弱り、視野が欠けてくる病気です。しかし、**眼圧が正常値でもこの病気になることはあります。**

日本人の失明原因の1位なのですが、この病気を知っている方は少ない印象です。40歳以上の日本人では、約20人に1人の割合でこの病気になるといわれています。

緑内障の**末期になってもなお自覚症状に乏しい**ため、定期検査が欠かせません。初期にはすでに視界の一部が欠けてきますが、脳の補正により視野の欠損を認識させないので、眼科での診察でしか症状をとらえることができません。**「近視」「加齢」「遺伝」「喫煙」**がリスクファクターです。一度失われた視野は、もとに戻すことができません。早期発見して早期治療をすることが何よりも大切です。治療は眼圧の低下を目的に点眼液を使用します。

■糖尿病網膜症

糖尿病の合併症として、目の網膜に眼底出血やむくみがでてくる病気です。日本人の失明原因の第3位です。

血糖値のコントロールが悪く（HbA1cが7％以上）、糖尿病歴が10年以上の方は発症のリスクが高くなります。こちらも**重症になるまで自覚症状がほぼない**ため、治療が遅れると失明してしまうことがあります。糖尿病と診断されたら、内科の治療が良い状態であっても眼科で定期検査を受けましょう。

■網膜剥離

カメラのフィルムにあたる網膜に穴があいて、網膜が剥がれてしまう病気です。目の奥にある黄斑という場所まで剥がれてこないと視力は落ちませんが、視界に虫や糸くずのようなものが飛んで見える「飛蚊症（ひぶんしょう）」の自覚症状がでます。もし**網膜剥離が見つかったら、緊急に手術が必要です**。ボールが当たったり喧嘩などの外傷で目をぶつけるとなりやすいのですが、近視の方は外傷がなくても突然網膜に穴があいてしまう事があります。**近視の方はもともと目の網膜が薄いため、破れやすい**のです。

目の奥が痛い

①目の使い過ぎです。

クリニックにも、よく「目の奥のほうが痛い」「目の周りが痛い」といって来院される方がいらっしゃいます。

まずは、**目を休ませ、睡眠をしっかりとりましょう。**

目の使い過ぎで目の奥の痛みの症状が出ると頭痛にもつながります。頭痛が目から起きるのです。強い光が頭痛を誘発する場合もありますので、スマホやパソコンの明るさも調整しましょう。痛み止めを飲んでもよいのですが、月に

10回以上にならないようにしてください。頭痛薬の飲みすぎは薬物乱用頭痛といってかえって頭痛を悪化させます。頭痛があまりにもひどい場合は脳出血などの可能性もありますので、脳外科での頭痛外来を受診してください。

②眼圧の高さ、目の炎症や眼精疲労などの可能性があります。

単に疲れているという程度を飛び越して、**眼精疲労になっている**ときも目の奥が痛くなります。また、眼圧が高かったり、炎症が起きていたりといった目の病気があっても目の奥が痛くなることがあります。

やはり痛みが2日以上続くようでしたら、眼科を受診して病気がないかを診てもらいましょう。

③肩こりや首こりはありませんか？

目は体の調子ともつながっていましたね。

長時間同じ姿勢でパソコンに向かっていると**肩こりや首こりがひどくなり、目の疲れに影響してくることがあります**。肩こりがめまいの主な原因になったり、頭痛を引き起こすこともあります。

ひどい場合は心身の不調をきたしますので、まめに休憩をしたり、ストレッチをしましょう。時間がある時はマッサージもよいですね。

④冷え性や貧血はありませんか？

やや遠回りに感じるかもしれませんが、体全体の冷えを改善すると症状が和らぎます。

首にストールを巻く、靴下を履く、温かい飲み物や食べ物をとるといった療法や、**根本的に貧血の改善をする**のもいいですね。鉄分が不足していると感じる方は、レバーや赤身の肉、ほうれん草などを食べましょう。食事では充分にとれない場合は動物由来の鉄であるヘム鉄のサプリメントを試してみてください。海外製の鉄サプリメントで健康被害が報告されているものもありますので、クリニックで鉄剤や医療用サプリメントを処方してもらうことをお勧めします。

瞼が腫れる

①ものもらい（麦粒腫、霰粒腫）かもしれません。

瞼の全体、または一部分が赤く腫れて痛みがある場合は、**細菌感染によるものもらい（麦粒腫）**の可能性があります。疲れているときになりやすい人も多いと思いますが、免疫力が低下しているときに体に常在する細菌によって感染します。日頃から睡眠や栄養のある食事をとるようにして、症状が出たら早めに眼科を受診してください。抗生剤の内服や点眼が必要です。

痛みがなく硬い袋状のしこりがある場合は、**霰粒腫（さんりゅうしゅ）といって油を分泌するマ**

イボーム腺がつまってしこりができた状態です。自然に小さくなることもありますが、数か月かかる場合があります。大きさが気になる場合や違和感が強い場合は、眼科に相談しましょう。

②ヘルペスウイルスによる症状を疑います。

瞼が腫れてピリピリした痛みがあれば、ヘルペスウイルスによる症状の可能性があります。ヘルペスウイルスは過去に一度でも罹患していると体内に潜伏しており、**免疫力が低下すると再発します。**

顔や体などに発疹が出ますが、目の周りにヘルペスが発症すると目の角膜に濁りや充血などの症状が出ます。目の周りや痛みがある部位にニキビのような発疹が出てきます。重症になると入院が必要になりますので、すぐに眼科を受診しましょう。

③化粧品などにかぶれてしまっているかも。

瞼が腫れて痒みがある場合は、化粧品などの化学製品にかぶれてしまっている可能性があります。

また、自分の肌に合わないと新品の化粧品でもかぶれますが、開封して3か月以上経ったマスカラや1年以上経ったアイシャドウなどの化粧品も症状が出る原因になりますので新しいものに変えましょう。まつ毛エクステの糊も原因になります。

原因になっていそうなものをただちに中止して、**洗顔をし患部を冷やしてください**。すぐにおさまらない場合は、アレルギーをおさえる薬や軟膏を眼科医に処方してもらいましょう。

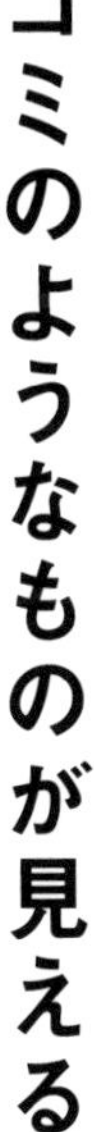

ゴミのようなものが見える

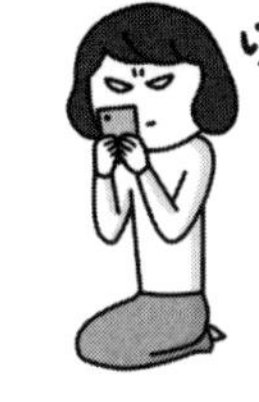

①生理的な変化です。

ふとした瞬間、視界にゴミや虫が飛んで見えるような症状があれば、それは**飛蚊症**（ひぶんしょう）という症状です。飛んで見える形は虫のように感じる以外では、水玉のようだったり糸くず状だったりと様々です。数も1つだけのときと、同時にたくさん見える場合があります。

目の中は硝子体（しょうしたい）というゼリーのようなもので満たされていますが、**このゼリーが縮むと眼球内のヨレが見えてしまうことがあります**。これは生理的に誰にでも起こるもので基本的に心配はありません。

しかし、この症状が生理的なものかどうか、放置していて大丈夫かどうかは、眼科で眼底検査をしてもらわないと判断がつきません。

②病気の前兆として起こります。

飛蚊症は硝子体内のヨレや汚れが原因ですが、その**汚れのもとが眼底出血や網膜剥離といった重篤な目の病気による場合があります**。病気の前兆として症状が起きている可能性があるのです。

特に近視の方はそのような病気になるリスクが高いため、この症状があれば、必ず眼科で検査をしてもらいましょう。検査の時は、瞳を大きくする検査薬を点眼して診察します。この検査後4~5時間ほどは焦点が合わなくなりますので、運転やパソコンの仕事などはできません。ご注意ください。

目のしわ、たるみ

瞼をさわりすぎないことが大切です。

加齢により、どうしても瞼が落ちて目元にはシワができます。男女を問わない現象ですが、特に女性の方は気にされる人も多いです。

瞼は体の中で一番皮膚が薄く、刺激に弱い場所です。**瞼の皮膚がたるみ、筋力が衰えることで瞼が落ちやすくなる**のです。実はコンタクトレンズの長時間にわたる使用も下垂の原因になります。レンズが目の中で動くことが瞼への刺激になってしまうのです。特にハードコンタクトレンズの方が影響しやすいので、短時間の装用にするか、ソフトコンタクトレンズへ変更してみてください。

予防のためにできることは、**必要以上に瞼をこすらない、さわらない**ことです。洗顔の時はそっと手で洗い、タオルで拭くときもポンポンと水分を吸い取りましょう。コットンなどを使ったふき取り洗顔（クレンジング）はやめて泡でやさしく洗い、目の周りの保湿に気を配ることが肝要です。アイメイクも控えめに。

また、過度なまつ毛エクステンションによるまつ毛の重さで瞼がたるむこともあります。目元のケアは気にされる方も多いので、クリニック限定品の美容液もたくさんあります。皮膚科、美容外科や一部の眼科で取り扱いしています。

何より重要なのは、目を休ませること。

多くの方がお悩みの目の症状について一通りご説明してきました。ここまで説明してきた症状は、共通して目を長時間使うことで起きる症状でもあります。

まずは、目を休ませること。

目のトレーニングをしない、睡眠をたっぷりとる、遠くを見てぼんやりする。

何かをしようという考えを一旦頭の外に置いて、「ずぼらな目」になりましょう。

そのくらいがちょうどよいのです。

おわりに

この本では目から調子を整えるためにずぼらになっていい、目を閉じることだけでいいとお伝えしてきましたが、最後に「目を閉じて自分を褒めること」と「目を閉じて祈ること」をお伝えしたいと思います。

日頃、あなたは「頑張らなければいけないから、ずぼらになっている場合ではない」と思い込んでいませんか？

でもこれからは、**ずぼらになる心と時間の余裕も人生に大切**であると思います。

もちろん人間は、他人に認められたい生き物です。そして日本人は勤勉で真面目だと言われるように、自分をもっと高めなければと頑張りすぎてしまいます。それでも、いくら頑張ってもなかなか認めてもらえる機会がなく、そんな日々が続くと「自分はだめだ」と思うこともあるかもしれません。

しかし、あなたはもう充分に頑張っています。

業績を上げたとか大きなことを成していなくても、日常の些細なことで充分です。「決まった時間に朝起きられる私は偉いなあ！　1冊の本を読み終えたなんて私すごい！　掃除が綺麗にできた！」……このような些細な当たり前だと思っていることでも、「頑張った」ことに変わりはないのです。

目を閉じるその時間を、自分を信じ、認め、愛す時間にしてみましょう。そうすることで自分への自信が幸福につながります。さらに、目を閉じている時に誰もいないなら、目を閉じてにっこりと笑ってみてください。口角をあげると、自分は、幸せだという気持ちがわいてきますよ。

そして、日本人は昔から祈るということを大切にしてきましたね。目を閉じている間に、自分の理想の未来を思い描き、祈ってみてはいかがでしょうか。

祈ることは、自分の心を洗うことだと私は考えます。自分の心が何を必要とし、何が必要でないのかを見つめ、心を洗ってみてください。

自分を見直すことで、目指すべき方向が見つかり、その目標に向かって前向きに行動することができるでしょう。

そのためにも、いつも頑張っている肩の力を抜いて、ずぼらな時間を楽しんでいただけたら嬉しいです。

2021年秋　著者

【主要参考文献】

『小児の近視 —診断と治療』日本近視学会、日本小児眼科学会、日本視能訓練士協会編集　三輪書店
『眼科検査Ｎｏｔｅ』加藤浩晃　メディカ出版
『スマホ脳』アンデシュ・ハンセン著　久山葉子訳　新潮社
『２時間の学習効果が消える！　やってはいけない脳の習慣』横田晋務著　川島隆太監修　青春出版社
ほか

【出典】

[1]　https://www.osaka-cu.ac.jp/ja/news/2010/files/2010742-jikkenkekka.pdf
[2]　Do Blue-blocking Lenses Reduce Eye Strain From Extended Screen Time? A Double-Masked Randomized Controlled Trial,Sumeer Singh,Laura E. Downie,Andrew J. Anderson
[3]　http://www.health-net.or.jp/tobacco/product/pd100000.html
[4]　文部科学省「学校保健統計調査」による。
[5]　厚生労働省２０１７年度研究報告書
[6]　Global prevalence of myopia and high myopia and temporal trends from 2000 through 2050 (Ophthalmology 2016;123:1036-1042)　Brien A.HoldenPhD, DSc
[7]　https://www.mext.go.jp/content/20210728-mxt_chousa01-000013187_1.pdf
[8]　https://www.rohto.co.jp/research/researchNews/technologyrelease/2018/0412_01

【著者略歴】
大原千佳（おおはら・ちか）
日本眼科学会認定眼科専門医。福岡県の大原ちか眼科院長。
大学病院や市中病院、学校医を経験し５万人以上の診療実績がある。内科医の祖父、大学病院眼科教授の父、皮膚科医の叔父の３世代医師家系。50回以上のテレビやラジオ出演、また雑誌の取材も多数。2020年には書籍『目を５秒閉じれば自律神経は整う！ - 世界一かんたんなセルフケア』を出版。YouTube「ちか眼科チャンネル」などのSNSでも情報を発信し目の病気について解説している。

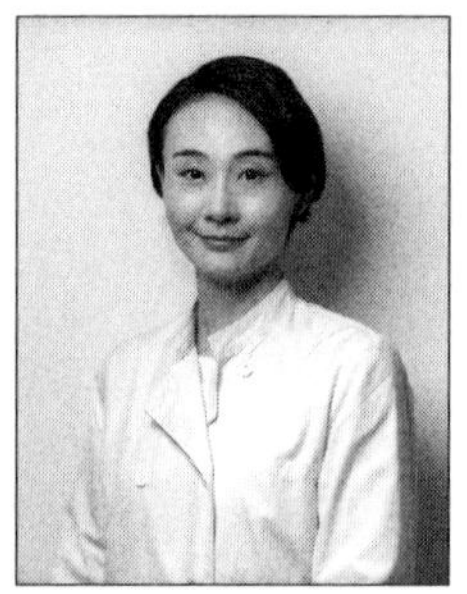

【イラスト】
梅脇かおり／なのなのな

目をよくしたいなら ずぼらがちょうどいい

2021年12月22日　第一刷

著　者　　大原千佳

発行人　　山田有司

発行所　　株式会社　彩図社
東京都豊島区南大塚 3-24-4
ＭＴビル　〒170-0005
TEL：03-5985-8213　FAX：03-5985-8224

印刷所　　シナノ印刷株式会社

URL：https://www.saiz.co.jp
https://twitter.com/saiz_sha

ISBN978-4-8013-0550-2 C0047